U0143633

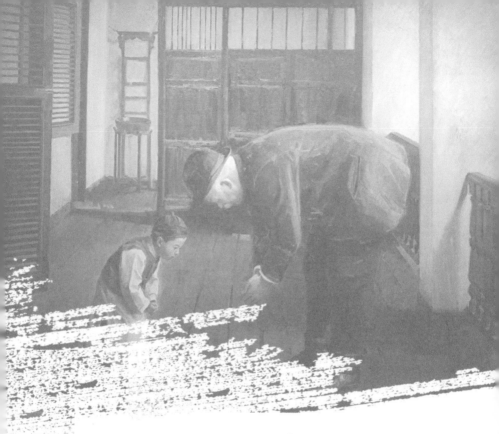

医学探案

广济消化疑难病例集

主　编　王彩花

副主编　徐定婷　朱春鹏

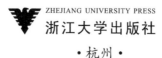

ZHEJIANG UNIVERSITY PRESS

浙江大学出版社

·杭州·

图书在版编目（CIP）数据

医学探案：广济消化疑难病例集 / 王彩花主编. —杭州：
浙江大学出版社，2023.6
ISBN 978-7-308-23728-4

Ⅰ．①医… Ⅱ．①王… Ⅲ．①消化系统疾病－疑难
病－病案 Ⅳ．①R57

中国国家版本馆CIP数据核字(2023)第075962号

医学探案：广济消化疑难病例集

王彩花　主编

责任编辑	金　蕾
责任校对	沈玮玲
封面设计	北京春天
出版发行	浙江大学出版社
	（杭州市天目山路148号　　邮政编码　310007）
	（网址：http://www.zjupress.com）
排　　版	杭州林智广告有限公司
印　　刷	浙江省邮电印刷股份有限公司
开　　本	880mm×1230mm　1/32
印　　张	7
字　　数	182千
版 印 次	2023年6月第1版　2023年6月第1次印刷
书　　号	ISBN 978-7-308-23728-4
定　　价	69.00元

《医学探案：广济消化疑难病例集》
编委会

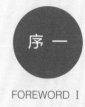
　　王彩花主任在浙江大学医学院附属第二医院消化内科从事临床、教学、科研工作 25 年，工作努力，学习勤奋，刻苦钻研，在消化系统疾病的诊治方面有较深的造诣，深得患者的信任与爱戴。其领导的团队专业主攻方向为消化疑难疾病和消化心身疾病临床诊治与基础研究。自 2018 年开始，其团队每年举办广济消化疑难与心身疾病论坛。该论坛为我们的临床医生和医学生提供了学习、交流消化疑难疾病和心身疾病的平台，也进一步拓宽了大家的视野。

　　该书精选了多年来消化学术会议、临床工作等提供的疑难病例，汇集成书。该书由王彩花主任领导的团队医生写作而成，从病史、体检、实验室检查，做出初步诊断、鉴别诊断，紧紧地抓住每一条线索，深入地去"探案"，通过影像学检查、新技术的应用，最终得到明确的诊断，并进行有效的治疗，从而对患者进行预防教育等。在诊治过程中，也不都是一帆风顺的，有时需要经过多学科协作讨论，从而获得明确的诊断。该书内容丰富，图文并茂，学术性强，有助于提高临床医生的诊疗水平。

钱可大（八十有八）

浙江大学医学院内科学教授

浙江大学医学院附属第二医院主任医师

中华医学会浙江分会资深专家

2023 年 2 月

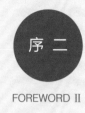
与王彩花主任相识于若干年前。我虽然是地地道道的东北人，却有着与王主任这个江南女子相似的娇小身材，连发型及爽朗的性格也很相似。我们更加相似的是对临床工作的热爱。

在每年的3月，当万物开始复苏的时候，前往浙江大学医学院附属第二医院消化内科参加"广济消化疑难与心身疾病论坛"是我最渴望的事，因为通过这个论坛，不仅可以见到浙江大学医学院附属第二医院的蔡建庭主任、王彩花主任及杜勤主任等老朋友，还可见到我的学生徐定婷。更主要的是通过这个论坛，我学习到很多。每次的疑难病例讨论真是扣人心弦，直到"谜底"揭开的那一刻才真正感受到临床医学的深奥与永无止境，必须是活到老，学到老。同时，更感受到我的同行们深厚的临床功底及治病救人的崇高精神。

王彩花主任笔耕不辍。近期，她把其团队多年来诊治的疑难病例收集汇总，以此书呈现给大家。我先睹为快，认真学习了其中的部分病例，受益匪浅。这些病例的临床资料非常翔实，临床思维缜密，透过现象抓到了疾病的本质；并在疾病诊治过程中把现代的诊断手段与大学附属医院多学科的优势有机结合。"医学探案"这个词真是画龙点睛，一语道出了临床诊治患者的真谛——我们不仅要有广博的医学知识，而且要有福尔摩斯般的思维与慧眼。这本病例集于我这位有30年临床工作经验的老医生来讲是难得的学习范例，于年轻医生而言更是提高临床诊治水平的非常实用的指导用书。

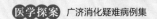

　　衷心感谢王彩花主任及其团队分享的诊治经验，以及为提高消化科医生临床诊治水平所做的贡献。

北京大学医学人民医院消化科教授

2023 年 2 月

　　浙江大学医学院附属第二医院（简称"浙大二院"）创建于1869 年，是浙江省的西医发源地，是全国首家三甲医院之一，是首批国家区域医疗中心建设单位之一。浙大二院连续两年位居三级公立医院绩效考核全国前十；"自然指数"位居全球百强、全国第四；其国家自然科学基金立项数连续 11 年引领浙江，2021 年位居全国医院第二。浙大二院是 G20 杭州峰会医疗保障定点及驻点单位，是美国等近 10 国元首首选定点保障医院之一，也是众多海外医生首选的中国培训基地之一。本院率先探索"1 ＋ X"多院区发展模式，现有国家临床重点专科和国家重点学科 16 个，率先建立完整的科学研究链，围绕重大疾病进行高水平联合攻关，以重大疾病综合救治和医疗质量精细化管理闻名海内外。

　　浙大二院消化内科拥有解放路院区病区、滨江院区病区、城东院区病区 3 个病区，共 112 张床位。近 10 年来工作量保持持续增长，2022 年尤为突出，出院患者共 16000 余人次，门诊工作量 42万余人次，年增长 11.10%。浙江省疾病诊断相关组排名中 ESD/EMR 治疗位居第一。消化内科具有多个特色的亚专科，包括 IBD专科、幽门螺杆菌和脂肪肝专科、消化道早期肿瘤专科、心身与动力专科、胆胰疾病专科、门静脉高压及痣专科等。消化内科教学基地注重临床思维培养和床旁教学，有疑难心身疾病的鉴别讨论课程。

　　本院消化疑难病团队联合医学遗传科、风湿科及感染科、放射科等多学科联合诊治团队，为疑难病患者提供全方位的优质医疗服务，成为区域有影响力的疑难病和消化心身动力诊疗中心。每年举办广济消化疑难与心身诊治论坛及国家级继续教育项目"整合心身医学模式下消化心身疾病诊治进展"学习班，聚焦疑难病和消化心身疾病的诊治及相关前沿热点学术探讨，结合大量的实战案例，提高临床医生消化疑难及心身疾病的诊治能力，引领相关领域医生对疑难病和心身动力疾病的重视，提升学科整体的诊治水平。

为进一步提高临床医生对消化疑难病的诊治能力，本书精心挑选了 29 例消化疑难病例，希望以此提高医生、医学生对消化疑难病诊治的实践能力，从而更好地造福于患者。

本书的编写得到了本科室同仁及兄弟科室与相关医院等的大力支持，尤其是杜勤主任及陈焰主任的支持，在此表示衷心的感谢。疑难病的诊治牵涉多学科、多系统，书中难免有疏忽之处，敬请广大同道批评指正。

王彩花

2023 年 2 月 22 日

目 录

CONTENTS

一运动就腹痛、呕吐，是真有病吗？

牟利军

（浙江大学医学院附属第二医院肾脏内科）

1. 病例介绍

（1）患者基本情况

基本信息： 男，18 岁，未婚。

入院时间： 2008 年 12 月 2 日。

主诉： 反复出现剧烈运动后腹痛、恶心呕吐 8 年，再发 3 天。

现病史： 患者于 2000 年 12 月 12 日 400 米短跑后出现腹痛，为持续性钝痛，不剧烈，恶心呕吐 4～5 次，非喷射性，量较多，未见咖啡样物。校医院予对症支持治疗后，未缓解。2 天后出现腹泻。无畏寒发热，无尿色、尿量改变，无肌肉酸痛。2000 年 12 月 14 日转至当地医院，查体：BP 127/90mmHg，HR 60bpm，腹部轻压痛，余无殊。查尿常规正常。血生化：Cr 456μmol/L，BUN 21.34mmol/L，UA 230μmol/L。入院后，诊断为"急性胃肠炎，急性肾功能衰竭"，予静脉头孢曲松钠和西咪替丁治疗（具体不详）。入院当天，出现剧烈头痛，血压升高，BP_{max}195/120mmHg，予硝苯地平降压后，头痛稍缓解。急查头颅CT提示脑积水。头颅MRI提示枕叶T1低信号，T2高信号，交通性脑积水。2000 年 12 月 15 日 17：50 左右，突发反应迟钝，双目紧闭，头不自主摆动。遂转入神经内科。当天 20：30，突发意识丧失，考虑癫痫发作，立即予安定针 5mg 静推继以 2mg/h 维持，3 分钟后意识恢复。腰穿提示脑脊液压力为 190mmH$_2$O，无感染征象。2000 年 12 月 16 日，复查血生化：Cr 283μmol/L，UA 74μmol/L。2000 年 12 月 18 日，血压下降至 150/105mmHg，头痛、恶心呕吐缓解，神清，遂停用安定针。2 天后出院。出院 2 周后，血压、肾功能均恢复正常。头颅 MRI 提示交通性脑积水，枕叶正常。2005 年 5 月 19 日，1000 米跑后立即再次出现恶心、呕吐、腹泻，即至当地医院，测血压 110/80mmHg，神清。查尿常规正常。血生化：Cr 384μmol/L，BUN 11.53mmol/L，UA 41μmol/L。头颅 MRI 提示交通性脑积水。对症支持治疗约 1 周后，肾功能完全恢复后出院。2008 年 12 月 2 日，拔河后再度出现恶心呕吐、双侧腰酸痛、尿少、乏力等症状，休息 3 天后上述不适未见明显缓解。为求进一步诊治，至我院就诊。

患者神清，精神软，睡眠可，大便通畅，小便如上述，体重无明显改变。

既往史：高中时曾有髌骨骨折史，予外固定治疗。曾有多次足踝扭伤，自服骨伤药治疗。否认肝炎、结核等传染病史，否认糖尿病、心脏病等慢性病史。

个人史：无殊。

家族史：父母非近亲结婚，父已故，母健在，一弟弟体健。

（2）入院查体

T 37.1℃，P 54bpm，R 19bpm，BP 142/88mmHg。神志清，精神可，全身浅表淋巴结未及肿大，心肺听诊无殊，腹平软，肝脾肋下未及，全腹无压痛、反跳痛，双肾区叩痛阳性，颜面双下肢未见浮肿，全身肌肉无压痛，肌力、肌张力均正常，神经系统检查未见明显异常。生长发育无异常。

（3）入院后辅助检查

1） 血常规：WBC 11.1×10^9/L ↑，N 73.4% ↑，RBC 5.02×10^{12}/L，Hb 160g/L，PLT 305×10^9/L ↑。

2）　血生化：TB 1.03μmol/L↓，DBIL 0.31μmol/L，TP 78.6g/L，Alb 45.5g/L，Glo 33.1g/L↑，ALT 38U/L，AST 40U/L，ALP 102U/L，LDH 277U/L↑，K 4.76mmol/L，Na 137.90mmol/L，Cl 102.50mmol/L，BUN 81.76mmol/L↑，Scr 381.89μmol/L↑，UA 60.6μmol/L↓。

3）　尿常规：SG 1.011，Pro±0.2g/L↑，尿红细胞及白细胞、隐血均为阴性。

4）　尿肾功能：Alb 475.2mg/（g·Cr）↑，IgG 62.8mg/（g·Cr）↑，TRF 12.85mg/（g·Cr）↑，α1-MG 16.28 mg/（g·Cr）↑，NAG 5.11U/（g·Cr）。

5）　24 小时 UP：289.8mg（尿量 3450mL）。

6）　大便常规＋OB：未见异常。

7）　免疫检查：Ig、补体、ASO、RF、CRP、ANA 全套、ANCA 均未见明显异常。

8）　感染：肝炎全套、术前四项均为阴性。

9）　T3T4 全套：甲状腺功能正常，甲状腺球蛋白、甲状腺球蛋白抗体、甲状腺过氧化物酶抗体均为正常。

10）　胸片：未见明显异常。

11）　B 超：腹主动脉未见明显异常；脂肪肝、胆囊、胰腺、脾脏未见明显异常；泌尿系统未见明显异常；双肾动静脉未见明显异常。

2．初步思维过程

入院时病情总结：1）患者为青少年男性，急性病程，反复发作；2）因"反复出现剧烈运动后腹痛，恶心呕吐 8 年，再发 3 天"入院；3）影像学检查未见明显异常；4）辅助检查提示急性肾衰。

入院时诊断思路：1）反复发作运动后急性肾衰竭；2）血尿酸极低；3）排除肾前性和肾后性因素。

入院初步诊断及诊疗经过：急性肾损伤，予对症支持治疗。

3．后续诊疗经过

1） 随着肾功能逐渐恢复，发现血尿酸逐渐下降，最低下降至
6μmol/L。计算尿酸排泄分数（FEUA）：139.43%，提示尿酸排
泄增多。

2） 肾活检（图 1.1）：小叶间动脉壁增厚，管腔狭窄，急性肾小管
坏死。

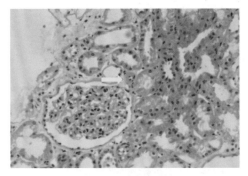

图 1.1 肾活检病理

3） 基因检测（图 1.2）：*SLC2A9*基因剪切位点纯合突变——IVS
11＋1G>A。

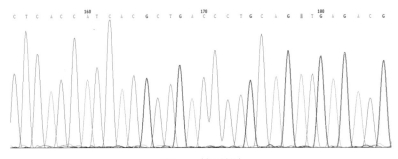

图 1.2 基因检测

4） 家系分析（图1.3）：母亲和弟弟——*SLC2A9*基因剪切位点杂合突变，即IVS 11＋1G>A。

母亲和弟弟的血尿酸分别为139μmol/L与212μmol/L。

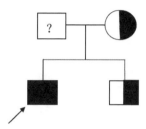

图1.3 家系分析

5） 根据患者的临床表现、实验室检查和基因检测结果，诊断为2型特发性肾性低尿酸血症。嘱患者多饮水，避免剧烈运动。此后患者的血压正常；肾功能及尿常规正常；UA仍处于低值，为10μmol/L左右；目前已娶妻生女。但2021年12月15日因想减肥至健身房，进行甩绳、划船、2组俯卧撑等运动后，出现全身不适、恶心呕吐、腰胀、少尿、乏力；2021年12月17日至外院就诊，发现血肌酐升高至835μmol/L，予血液透析5次，肾功能逐渐恢复正常，2021年12月30日出院。

4．最终诊断

最终诊断为2型特发性肾性低尿酸血症。

5．疾病诊疗难点

患者反复发作运动后急性肾衰，以腹痛、恶心、呕吐等消化道症状为首发表现，易误诊为消化道疾病，后出现癫痫，容易误诊为神经系统疾病。患者在急性肾衰时的血尿酸会出现假性正常，从而掩盖低尿酸血症。

6. 疾病知识回顾

血尿酸浓度低于120μmol/L（2mg/dL），称之为低尿酸血症。2%的住院患者和<0.5%的正常人群会出现低尿酸血症。遗传性肾性低尿酸血症（renal hypouricemia，RHUC），特指由 *SLC2A9* 或 *SLC22A12* 突变所致的低尿酸血症，最早于1975年由日本学者Akaoka报道。其发病率在日本为0.3%，其中男性0.2%、女性0.4%；在韩国的成人中为3.3%；在白人中罕见。目前，临床上低尿酸血症往往易被忽视，在伴有肾功能不全、低尿酸被部分掩盖的情况下更易被漏诊。

尿酸是机体嘌呤代谢的终末产物，主要由肾脏排泄，低尿酸血症源于尿酸生成减少或排泄增加。FEUA是尿中排泄的尿酸占经肾小球滤过的尿酸的百分比。健康人的FEUA为2%～10%，合成障碍性低尿酸血症时FEUA为正常或降低。本病例患者的FEUA明显增加，首先就排除了合成障碍性低尿酸血症。当肾小管功能受损，肾小管对尿酸重吸收障碍和（或）分泌亢进，尿酸排泄增加所致的低尿酸血症为肾性低尿酸血症。肾性低尿酸血症有继发性和特发性两种，继发性的多见于由Fanconi综合征、Wilson病等或某些药物的使用等所造成的近端肾小管损伤。本病例患者无低磷低钾血症、骨痛、氨基酸尿、葡萄糖尿；无肝损害、锥体外系症状；无肾损害药物暴露史等继发性情况，故重点考虑到特发性肾性低尿酸血症。

尿酸由肾小球完全滤过后，通过位于近端肾小管上皮细胞管腔侧的尿酸盐转运蛋白1（URAT1）和葡萄糖转运蛋白9（GLUT9），98%在近端小管S1段主动重吸收。当编码这两种尿酸转运蛋白基因之一发生失活性突变，其编码的蛋白缺失功能后，S1段尿酸重吸收功能丧失，导致尿酸排泄率增加，形成特发性肾性低尿酸血症（iRHUC）。iRHUC为常染色体隐性遗传疾病，有两种类型：Ⅰ型为 *SLC22A12* 基因（编码URAT1）失活性突变，Ⅱ型为 *SLC2A9* 基因

（编码GLUT9）失活性突变。最终，本病例基因检测明确为Ⅰ型。低尿酸血症导致急性肾衰竭的机制目前尚不清楚，多数认为尿酸是人体内最丰富和最有效的抗氧化剂，占人体血浆抗氧化能力的一半。当氧化应激发生时，尿酸能维持血管内皮扩张。由于遗传性低尿酸血症患者的血尿酸水平低，无法充分清除增加的氧自由基，最终导致血管收缩，运动能显著增加氧自由基的产生，因此在剧烈运动时更容易发生缺血性肾损伤。特发性肾性低尿酸血症患者平时毫无症状；部分患者可在常规体检时发现不明原因的低尿酸血症（往往被忽视）或肾结石；部分患者于运动后发生急性肾衰竭（acute renal failure，ARF），常伴腹痛、恶心呕吐，甚至出现神经系统症状。国外RHUC发生ARF的最常见的首发表现为消化道表现，56例患者中51例出现恶心呕吐，22例出现腹痛。其发病具有一定的突然性，容易误诊、漏诊。我院9例RHUC继发急性肾损伤中，8例有恶心呕吐，2例有腹痛。国内外报道运动致急性肾功能衰竭的病例不少，但以iRHUC为主要原因导致患者运动后发生AKI的报道罕见。目前为止，国内文献报道2例类似病例，其中1例为*SLC2A9*基因突变；1例未做基因检测，有家族低尿酸史，肾病理表现为肾小球有轻度节段系膜增生，肾间质、小管轻度病变。在治疗方面，一般对症支持治疗后肾功能可恢复正常；但20%的患者需要透析；肾功能通常在2～3周内恢复；总体预后较好，存活率为100%；罕见有复发和慢性化；男性发病率远高于女性。

参考文献

周岩，周玉超，刘志红，等. 低尿酸血症、运动后尿量减少、血清肌酐升高. 肾脏病与透析肾移植杂志，2016，25（6）：579-583.

朱虹，徐燕琳，牟利军. 特发性肾性低尿酸血症相关的运动诱发急性肾衰竭一例. 中华急诊医学杂志，2018，27（10）：284-286.

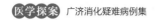

MOU L J，JIANG L P，HU Y. A novel homozygous GLUT9 mutation cause recurrent exercise-induced acute renal failure and posterior reversible encephalopathy syndrome. Journal of Nephrology，2015，28（3）：387-392.

OHTA T，SAKANO T，IGARASHI T，et al. Exercise-induced acute renal failure associated with renal hypouricaemia：results of a questionnaire-based survey in Japan. 2 Nephrol Dial Transplant，2004，19（6）：1447-1453.

SPEDING O. Hereditary renal hypouficemia. Mol Genet Metab，2006，89（1-2）：14-18.

李 燕 王彩花

（浙江大学医学院附属第二医院消化内科）

1. 病例介绍

（1）患者基本情况

基本信息： 男，63 岁，已婚。

入院时间： 2014 年 1 月 13 日。

主诉： 乏力、皮肤和眼白发黄伴体重减轻 4 个月。

现病史： 患者 4 个月前无明显诱因下感全身乏力，肤黄、尿黄明显，大便呈白陶土样，体重逐渐减轻 10 ~ 15kg，伴皮肤瘙痒，无畏寒发热，无恶心呕吐，无腹痛、腹泻。至当地医院就诊，查腹部 B 超提示"胰腺占位"。遂于 2 个月前（2013 年 10 月 21 日）就诊于上海某医院，复查胰腺 CT 增强提示：胰头部肿大、密度不均，胰腺肿胀。行"剖腹探查"。术中病理：送胰腺组织，期间见萎缩腺泡，增生纤维组织及有少量的炎症细胞浸润，恶性证据不足。故未予切除，予护肝退黄药物治疗后出院。出院后患者的黄疸加重，再次入院行 ERCP，因解剖结构异常，未找到乳头，手术未成功，改行 PTCD 置管。置管后患者皮肤的黄染逐渐减退，复查胆红素缓慢下降。病情稳定后转当地医院继续治疗。住院期间曾查总胆红素 51.7μmol/L，直接胆红素 43.9μmol/L。行 PET-CT 提示：胰头部肿块型胰腺炎，胰头癌的可能性较小。予护肝、退黄、引流的对症支持治疗，建议上级医院行"胰腺支架置入"。为进一步诊治患者，拟

"梗阻性黄疸"收治入院。

患者起病来，神志清，精神软，胃纳睡眠欠佳，体重减轻 10～15kg。

既往史：体健。

个人史：吸烟40年，约每日40支，半年前已戒烟；否认饮酒史。

家族史：父母均已故，否认家族遗传、肿瘤性疾病史。

（2）入院查体

皮肤、巩膜轻度黄染，全身浅表淋巴结未触及肿大。腹壁可见一手术疤痕，长约20cm，可见PTCD引流管挂袋，无压痛及反跳痛。

（3）入院后辅助检查

1） 血常规：Hb 126g/L↓。

2） 生化：总胆红素 32.2μmol/L↑，直接胆红素 21.5μmol/L↑，碱性磷酸酶 212U/L↑，γ-谷氨酰转肽酶 221U/L↑，谷丙转氨酶 59U/L↑，谷草转氨酶 47U/L↑。

3） 血沉：25mm/h↑。

4） 超敏C-反应蛋白、淀粉酶、肿瘤标记物、抗核抗体常规、自身免疫性肝病系列均为阴性。

5） 全腹部CT增强扫描（2014年3月19日，图2.1）：胰腺肿胀，呈"腊肠"样改变，胰腺体尾部周围见"刀鞘"征，脾静脉受累狭窄，周围多发侧支循环形成，胰腺强化均匀，实质期未见低强化区。

6） MRCP（图 2.2）：胰腺体尾部胰管狭窄，呈"串珠状"改变。

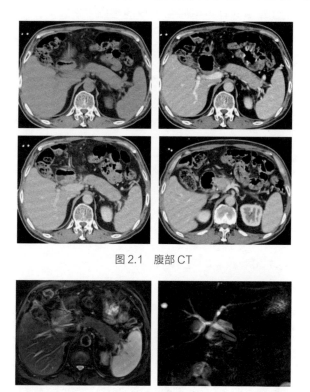

图 2.1 腹部 CT

图 2.2 MRCP

2．初步思维过程

入院时病情总结：1）患者为中老年男性，有慢性病程，无饮酒及长期服药史，无肿瘤家族史；2）临床症状：皮肤和尿色发黄、白陶土样大便伴体重下降，无发热、腹痛；3）实验室指标：肝功能提示梗阻性黄疸，炎症指标及淀粉酶、CA199 正常；4）影像学指标：腹部 CT 提示胰头密度不均、胰腺肿胀，术中病理未找到恶性证据。外院 PET-CT 提示胰头癌的可能性小。

入院时诊断思路：患者为中老年男性，无长期饮酒及服药史，以无痛性梗阻性黄疸伴体重下降为主要的临床表现起病，首先考虑胆管、肝门部、壶腹部病变继发胆管梗阻、胆汁淤积的可能。结合患者的影像学，提示胰头密度不均、胰腺肿胀，需首先考虑自身免疫性胰腺炎、胰腺癌等疾病，但患者的胰腺病理无明确恶性证据且整个胰腺呈腊肠样肿胀，故自身免疫性胰腺炎需首先考虑。

入院初步诊断：梗阻性黄疸、胰腺肿胀——自身免疫性胰腺炎？胰腺癌？

3. 后续诊疗经过

（1）进一步检查

1） IgG4：7.46g/L（0.03~2.01g/L）↑。

2） 超声内镜（图2.3）：胰腺形态外形饱满、肿胀，内部回声减低，包膜增厚，胰头见片状低回声区，边界不清，后方胰管无狭窄扩张（患者拒绝FNA）。结合病史：考虑自身免疫性胰腺炎。

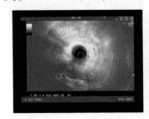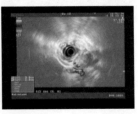

图2.3 超声内镜

3） 复习外院手术病理：（胰头穿刺）见少量的胰腺腺泡，灶性可见萎缩，间质纤维增生伴慢性炎症细胞浸润，浆细胞量极稀少，而且组织挤压伤明显。

4） 补充免疫组化结果：CD45（LCA）－，Ki67－，IgG ＋/－，

IgG4 －，病变提示慢性非特异性炎症，组织学不能明确提示自身免疫性 IgG4 相关胰腺炎，须结合临床或再检。

（2）诊疗计划及随访

根据患者的梗阻性黄疸、胰头占位，影像学及病理恶性证据不足，超声提示胰腺腊肠样肿胀且血 IgG4 明显升高，诊断考虑"自身免疫性胰腺炎"，当时排查暂无其他系统累及。排除禁忌后于 2014 年 2 月 24 日加用泼尼松片 30mg qd 口服（患者的体重为 60kg），每 2 周减 5mg，服药半个月后复查胆红素正常，转氨酶、IgG4 下降。行 PTCD 胆管造影，提示引流通畅。后夹管 1 周，复查指标胆红素等无复升，予拔除 PTCD 管。

患者的激素减量至 2.5mg/d，维持 4 年后停药，现随访无不适主诉，定期复查的肝功能、胆红素等指标均正常，监测血糖升高，诊断糖尿病，口服降糖药以控制血糖稳定，IgG4 有所下降但后期仍轻度升高。2014 年 9 月 15 日及 2021 年 6 月 12 日治疗后全腹部 CT 增强扫描复查（图 2.4），胰腺肿胀好转，"刀鞘"征消失，脾静脉狭窄好转，周围侧支循环减轻。

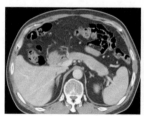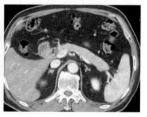

图 2.4　腹部 CT 治疗后复查

4. 最终诊断

最终诊断为自身免疫性胰腺炎 IgG4 相关胆管炎。

5．疾病诊疗难点

患者为老年男性，有梗阻性黄疸伴体重下降报警症状，影像学提示胰头占位，如临床医生未考虑到AIP，很容易误诊为胰腺癌转而行外科治疗，给患者造成不必要的手术创伤，并且有可能出现相关术后并发症，增加患者的痛苦。

该病例的遗憾之处在于患者拒绝超声内镜下FNA，重阅外院病理未提示有典型的AID表现，难以完全明确分型。但结合患者的病例特点，I型AIP需首先考虑，而且患者合并有梗阻性黄疸，MRCP提示胰管狭窄，需考虑合并IgG4相关性胆管炎。

6．疾病知识回顾

AIP最早由Yoshida等在1995年提出，是一种以梗阻性黄疸、腹部不适等为主要临床表现的特殊类型的胰腺炎。AIP被认为是一种IgG4相关性系统性疾病，由自身免疫所介导，以胰腺淋巴细胞、浆细胞浸润伴有胰腺纤维化、血清IgG4水平升高、影像学检查见胰腺肿大和胰管不规则狭窄、激素疗效显著为特征。近年来，随着人们对该病的认识不断加深，其诊断率明显得到提高。

根据组织病理学镜下特征，AIP可分为两型。I型AIP典型的病理所见为胰腺导管周围淋巴细胞、浆细胞明显浸润，实质呈席纹状纤维化，闭塞性静脉炎和大量的IgG4阳性细胞（>10个／高倍视野）。II型AIP典型的病理所见为胰腺导管周围有大量的中性粒细胞浸润并导致导管皮损害，一般不伴有血管旁炎症，IgG4阳性细胞少见。I型AIP常可累及胆管、泪腺、涎腺、肺、肾等胰腺外器官；II型AIP部分可合并炎症性肠病，一般不累及胰腺外器官。

I型AIP多见于中老年男性，平均发病年龄为60岁，临床表现多样，包括胰腺表现及胰腺外表现：1）胰腺表现，约3/4患者出现梗阻性黄疸，其他可合并有体重减轻、糖尿病、非特异性腹痛或上腹不适；2）胰腺外表现，AIP胰腺外表现可与胰腺的病变程度不平行，可在胰腺表现之前、同时或之后出现。胆管是最易受累的胰腺外器官。60% ~ 74%AIP患者的IgG4相关性胆管炎可出现梗阻性黄疸。影像学可见弥漫肿大呈"腊肠样"改变的胰腺。ERCP典型征象为胰管纤细和狭窄（>1/3全长），狭窄胰管的近端无显著扩张（<5mm），胰管可呈多处狭窄。

治疗主要为激素治疗。泼尼松龙的初始治疗剂量为0.6 ~ 1.0mg/（kg·d），每间隔1 ~ 2周减量5 ~ 10mg/d，减量至20mg/d之后每2周减量5mg。另一方案为40mg/d连服4周，之后每周减量5mg直至停药。诱导治疗的总疗程一般应持续12周，并不推荐过于短期的（< 4周）高剂量（激素 ≥ 20mg/d）类固醇激素诱导治疗。维持治疗的持续时间目前仍有争议，许多日本专家推荐2.5 ~ 7.5mg/d的小剂量糖皮质激素维持治疗至少3年，当患者的影像学或血清学得到改善时再考虑停药。

参考文献

孙备，冀亮. 2016年国际胰腺病学协会《自身免疫性胰腺炎治疗专家共识》解读. 中国实用外科杂志，2017，37（2）：153-156.

《中华胰腺杂志》编委会.我国自身免疫性胰腺炎共识意见（草案2012）.中华胰腺病杂志，2012，12（6）：410-412.

OKAZAKI K, CHAIR S T, FRULLONI L, et al. International consensus for the treatment of autoimmune pancreatitis. Pancreatology, 2017（1）: 1-6.

病例 3

一例少见的后腹膜占位

徐再玲　叶　斌

（浙江省丽水市中心医院消化内科）

1. 病例介绍

（1）患者基本情况

基本信息： 女，60 岁，已婚已育。

入院时间： 2015 年 5 月 5 日。

主诉： 中上腹痛伴恶心 3 个月。

现病史： 患者 3 个月前在家中无明显诱因下出现中上腹痛，呈阵发性绞痛，无规律，不向他处放射，无腹胀、腹泻，无恶心呕吐，无肤黄、尿黄，无白陶土样大便，无畏寒发热，无盗汗，无胸闷、气促、心悸，无胸痛，无咳嗽、咳痰，无头昏、头痛，偶有盗汗，感乏力，胃纳欠佳，体重下降 2.5kg。当地医院腹部CT：中上腹膜后多发淋巴结肿大，有胰头钩突部或十二指肠水平部肿瘤的可能，拟"后腹膜占位，慢乙肝"收住入院。患者起病来，意识清，精神可，胃纳欠佳，夜眠安，小便无殊，大便黄色糊状，每天 1 次。

既往史： 3 年前在当地医院体检发现"乙型病毒性肝炎"，长期口服"拉米夫定、阿德福韦酯"抗病毒治疗，监测肝功能一直正常。否认"肺结核"病史。

个人史： 农民，无烟酒嗜好。

家族史： 父母健在，兄弟姐妹健在，均体健，家族中无人患有"肺结核"病史。

（2）入院查体

BMI 20kg/m^2，T 37.0℃，P 78bpm，R 20bpm，BP 106/63mmHg，生命体征稳定，意识清，精神可，浅表淋巴结未及肿大，皮肤、巩膜无黄染，全身皮肤未见瘀点、瘀斑，心肺听诊无殊，腹软，中上腹压痛，无反跳痛，全腹未及包块，肝脾肋下未及，Murphy's 征阴性，肝区叩痛阴性，肠鸣音正常，移动性浊音阴性，双下肢无水肿，神经系统检查无殊。

（3）入院后辅助检查

1） 血常规：WBC 4.0×10^9/L，N 80.0%↑，Hb 105g/L↓，MCV 89.3fl。
2） 生化全套：肝功能——Alb 35.2g/L↓，Glo 41.9g/L；肾功能、电解质、血糖均正常。
3） 肿瘤标志物全套：铁蛋白 431.3ng/mL↑。
4） 大小便常规、HBV-DNA：均正常，乙肝三系测定（发光）乙肝表面抗原、乙肝 e 抗原、乙肝核心抗体阳性，HBV-DNA 阴性。

2．初步思维过程

入院时病情总结：1）患者为老年女性，有慢性病程；2）因"中上腹痛伴恶心 3 个月"入院，消瘦貌；3）外院 CT 提示后腹膜占位，中上腹膜后多发淋巴结肿大、胰头钩突部及十二指肠水平部占位；4）辅助检查提示轻度正细胞贫血，营养不良。

入院时诊断思路：1）患者的外院 CT 提示后腹膜多处占位，性质不明，胰头或十二指肠癌、十二指肠结核、原发性淋巴瘤、克罗恩病均有可能；2）完善腹部增强 CT、胃镜等检查；3）尽可能取到病理样本，才能明确诊断。

入院初步诊断及诊疗措施：诊断后腹膜占位待查——胰头或十二指肠癌？十二指肠结核？原发性淋巴瘤？克罗恩病？予匹维溴铵片解痉，予胰酶肠溶胶囊补充胰酶，加强营养支持；完善肺部CT、腹部增强CT、MRCP、胃镜，必要时行EUS-FNA。

3．后续诊疗经过

1）　胸部CT：未见异常。MRCP：未见异常征象。

2）　腹部增强CT（图3.1）：考虑十二指肠癌伴腹腔多发淋巴结转移、部分累及胰头钩突的可能，结核待除外；肝内多发异常强化灶，有动脉异常灌注的可能。

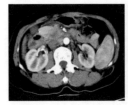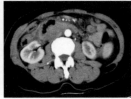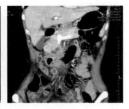

图3.1　腹部增强CT

3）　胃镜（图3.2）：十二指肠水平部溃疡（性质待病理检查），胰腺钩突部占位EUS-FNA。内镜检查所见及操作：十二指肠水平部可见一深溃疡，覆厚白苔，边界尚清，活检质偏硬。超声所见：胰腺体尾结构形态正常，胰腺体尾部胰管轻度扩张，直径约为0.3cm。胰腺钩突部可见低回声占位，边界欠清。予Olympus 22G超声穿刺针穿刺入肿块，反复提插10多次后退针。共穿刺2针。过程顺利。

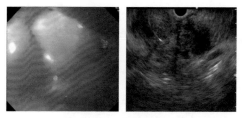

图 3.2　超声胃镜

4） 病理（图 3.3）：（十二指肠水平部）黏膜慢性炎（活动性）伴糜烂，并见肉芽组织。特殊染色：抗酸染色未找到抗酸杆菌。PAS 未找到真菌。

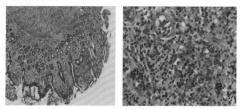

图 3.3　病理情况

5） 穿刺细胞学检查（图 3.4）：（钩突部占位针吸）涂片内见嗜伊红坏死物，可疑类上皮细胞和多核巨细胞，不能排除结核。

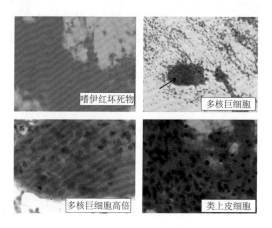

图 3.4　穿刺细胞学检查

6) T-Spot：弱阳性，PPD阴性，血沉110mm/h↑，ANA、ANCA系列均为阴性。

7) 根据病理，特别是穿刺细胞学结果，虽没有找到典型的非干酪样肉芽肿及结核分枝杆菌，但找到较为特异的巨噬细胞衍生细胞——多核巨细胞及类上皮细胞，未见异性细胞或肿瘤细胞，结合患者的血沉、T-Spot，仍首先考虑十二指肠、胰腺钩突及后腹膜结核。按短程抗结核2HRZE/4HR方案，予异烟肼片0.3g、利福平胶囊0.45g、吡嗪酰胺片1.5g、乙胺丁醇片0.75g顿服qd抗结核。抗结核治疗10天左右，腹痛基本消失，胃纳恢复，乏力明显减轻，当地复查血沉50mm/h，血常规、肝肾功能均基本正常。治疗5个月后，患者自觉无不适，体重增加，各项生化指标正常。3个月后复查腹部CT（图3.5）提示十二指肠壁局部欠清伴后腹膜淋巴结轻度肿大，对照上次CT明显好转。

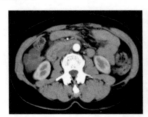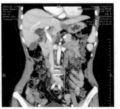

图3.5 复查腹部CT

4. 最终诊断

最终诊断为十二指肠水平部结核、胰腺钩突及后腹膜淋巴结结核。

5. 疾病诊疗难点

本例患者因中上腹痛伴恶心在消化内科首诊，外院腹部CT检查提示后腹膜占位，查体除消瘦外无任何表现，无法明确后腹膜占位的性质，最容易想到的是恶性肿瘤。后于我院查腹部增强CT、胃镜病理，特别是EUS-FNA病理检查找到肉芽肿性病变，后经抗结核治疗后患者的病情明显得到好转而进一步得到证实。

6. 疾病知识回顾

十二指肠水平部结核、胰腺钩突及后腹膜淋巴结结核，在临床中非常罕见，目前的个案报道多为十二指肠结核，以降部常见，个别累及胰头，或为孤立性胰腺结核（伴或不伴后腹膜淋巴结结核）。目前无结核累及十二指肠水平部的同时累及胰腺及后腹膜淋巴结的病例报道。

该患者无结核病史及相关家族史，肺部等全身结核好发部位与器官均未发现结核病灶，为原发性十二指肠水平部结核。目前的资料显示胃肠道结核占所有结核的5%，以回盲部最常见。十二指肠结核非常少见，多见于40岁以下青壮年女性，十二指肠结核仅占胃肠道结核的2.5%。在临床诊疗中，十二指肠结核的诊断仍主要依靠深部组织活检来发现肉芽肿性炎症。最常用的有效的检查手段就是内镜检查并活检，而内镜下的表现并无特异性，一般表现为病变部位溃疡，多发小溃疡，边界不齐并可伴有结节性增厚，周边小结节；中晚期出现明显管壁僵硬，肠腔狭窄。但因为结核病变在黏膜下层，活检困难，内镜检查时钳取标本较浅，很难取到位于黏膜下的结核性肉芽肿，故病变病理回报常为炎性组织改变而无法做出正确的诊断。该病例的十二指肠活检病理结果就为非特异性炎症，未活检到有意义的病理组织。

在肺外结核类型中，胰腺是极少受累的器官，国内外多为个案报道，发病率尚无确切统计。即使是在累及肺、肝的全身粟粒型结核中，胰腺也很少受累，考虑胰酶可干扰结核分枝杆菌在胰腺的着床，多在手术后经病理检查才被证实。

　　该患者为老年女性，以腹痛为主要的临床表现，症状体征非特异性，CT提示病变同时累及十二指肠水平部胰腺钩突及后腹膜淋巴结，易误诊为十二指肠水平部肿瘤、淋巴瘤、结节病等。对该患者诊断的最强有力的证据是超声内镜下细针穿刺活组织检查术后的穿刺细胞学结果，虽没有找到典型的非干酪样肉芽肿及结核分枝杆菌，可见坏死物、多核巨细胞及类上皮细胞，符合结核分枝杆菌感染征象；未见异性淋巴细胞或肿瘤细胞，仍首先考虑后腹膜结核，而且经抗结核治疗后患者的症状体征明显在短期内好转，复查CT提示占位明显缩小。故EUS-FNA对该患者的诊治具有决定性意义。

参考文献

杨维良，张新晨，刘志民，等. 十二指肠结核 19 例临床分析. 中华胃肠外科杂志. 2003，6（4）：220-222.

DE A，LAMORIA S，DHAWAN S，et al. Duodenal tuberculosis：dig deep to diagnose. Tropical Doctor，2016，46（3）：172.

FRANCO-PAREDES C，LEONARD M，JURADO R，et al. Tuberculosis of the pancreas：report of two cases and review of the literature. Am J Med Sci，2002，323（1）：54-58.

GODARA R，VIJAY K，VIJAYVERGIA V，et al. Primary duodenal tuberculosis mimicking malignancy. Hellenic J Surg，2013，85：53-54.

ZENGIN K，TASKIN M，CICEK Y，et al. Primary gastric tuberculosis mimicking gastric tumor that results in pyloric stenosis. Eur Surg，2003，35（4）：220-221.

病例 4

腹痛的第 4 个原因

徐定婷　陈　焰　陈佳敏

（浙江大学医学院附属第二医院消化内科）

1. 病例介绍

（1）患者基本情况

基本信息： 男，50 岁。

入院时间： 2016 年 5 月 27 日。

主诉： 反复腹痛 10 多年。

现病史： 患者 10 多年前无明显诱因下出现脐周痛，为隐痛，可自行缓解，2 ~ 3 次/月，无放射至其他部位。偶有恶心呕吐，伴有腹泻，无畏寒发热，未重视，未就诊。上述症状反复出现。2015 年 2 月 8 日至杭州某院，胃镜：慢性胃炎；病理：（胃体）黏膜慢性炎（活动性）伴肠化，淋巴组织增生、滤泡形成，HP（＋）；肠镜：结肠多发糜烂，结肠小息肉，并钳除；全腹部 CT：回盲部肠壁增厚伴周围淋巴结肿大，阑尾管壁轻度增厚。予调节肠道菌群等对症治疗后稍好转，但仍有反复发作。2016 年 3 月 16 日至温岭某院就诊，肠镜：升结肠黏膜充血、水肿、糜烂伴多发息肉样隆起；病理：（升结肠）黏膜慢性炎伴息肉样增生，淋巴组织增生及较多的嗜酸性粒细胞浸润。将病理样本送至复旦大学附属中山医院病理科会诊，结论相同。于 2016 年 5 月 27 日为进一步诊治，收入我院。

既往史： 无殊。

个人史： 吸烟 30 年，约每日 20 支，未戒烟；饮酒 30 年，每次黄酒 100mL，未戒酒。

家族史：父健在，母因肺癌死亡；1 弟因癌症死亡，具体不详；3
个弟弟健在，体健。

（2）入院查体

营养状况：BMI 23.88kg/m^2，NRS2002 评分为 1 分。腹平软，右
上腹压痛，无反跳痛及肌卫。

（3）入院后辅助检查

1） C-反应蛋白：13.7mg/L。

2） 钙卫蛋白（粪便）：36.46μg/g。

3） 抗核抗体谱、抗中性粒细胞胞浆抗体：阴性。

4） 粪便细菌培养/难辨梭菌培养：阴性。

5） 癌胚抗原：6.4ng/mL。

6） 结核感染T细胞检测：MTB抗原ESAT-6 33.00斑点数↑、
MTB抗原CFP-10 150.00斑点数↑，T-Spot结论为阳性↑。

7） 小肠CT（图 4.1）：结肠肝曲肠壁增厚，周围脂肪间隙浑浊伴
多发轻度增大淋巴结，炎症？请结合肠镜检查；回盲部结肠壁
稍增厚，阑尾稍增粗伴积气，回盲部系膜区多发淋巴结显示。

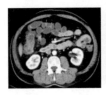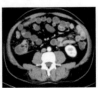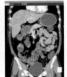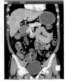

图 4.1　小肠 CT

8） 胃镜（图 4.2）：十二指肠球部溃疡降霜样溃疡，慢性非萎缩性
胃炎。

9） 肠镜（图 4.3）：升结肠近肝曲见一处黏膜隆起，表面黏膜充血
水肿明显，未见明显溃疡。病理：（结肠肝曲）大肠黏膜慢性
炎伴间质纤维组织增生。

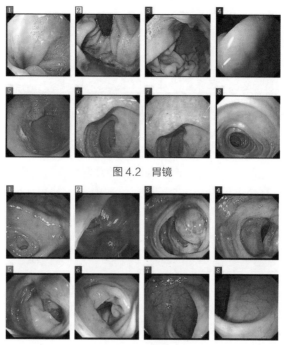

图 4.2 胃镜

图 4.3 肠镜

2. 初步思维过程

1）患者为中年男性，有慢性病程；2）因"反复腹痛 10 多年"入院；3）CT 及肠镜均提示升结肠病灶，但病理无特征性提示。入院诊断：腹痛待查——炎症性肠病？结核？肿瘤性疾病？

3. 后续诊疗经过

（1）诊疗经过一

建议外科手术。患者选择保守治疗，予美沙拉秦对症治疗、左氧氟沙星抗感染治疗后出院，出院后口服美沙拉秦。出院后症状间断出现，在入院 1 周前腹痛加重。为进一步诊治，于 2016 年 8 月 9

日再次入院。

（2）再入院后辅助检查

1) 血常规：WBC $12.7 \times 10^9/L$、PLT $353 \times 10^9/L$。

2) 超敏CRP：39.5mg/L。

3) 癌胚抗原：5.3ng/mL↑。

4) 肠镜（图4.4）：升结肠近回盲部环周肿块样改变，黏膜充血肿胀，伴增厚，伴囊性增生和息肉样隆起，部分绕肠腔1周，活检后可见较多的渗血。病理：（升结肠）黏膜慢性炎。

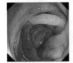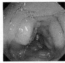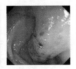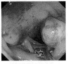

图4.4　复查肠镜

5) 全腹部增强CT（图4.5）：结肠肝曲肠壁明显增厚，对照2016年5月31日小肠CT病变有明显进展，考虑肠癌。

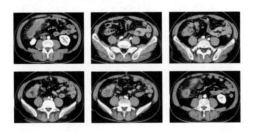

图4.5　复查腹部CT

（3）诊疗经过二

入院后予抗感染、补液等对症支持，症状缓解。外科会诊后，于2016年8月25日行右半结肠切除术。术中所见：肿块位于升结肠，大小约为4cm×3cm，局部可见挛缩，周围肠壁充血、水肿明显。病理（图4.6）：（右半结肠）黏膜慢性炎，伴肠壁结构发育不良，具有肠重复和肠憩室病变，未见肠壁穿孔，肠黏膜无殊，浆膜外见纤维血管组织增生，伴有淋巴细胞及嗜酸性粒细胞浸润。回肠及结肠切缘均为阴性。为阑尾黏膜慢性炎。肠周淋巴结 0/18 阳性。

 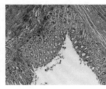 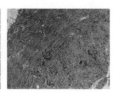

图 4.6　手术病理

4．最后诊断

最后诊断为结肠憩室。

5．疾病特点

消化道憩室，是胃肠道壁层局部向外膨出形成的袋状突出，常在系膜对侧。其可发生于胃肠道的任何部位，以十二指肠降部最为多见，其次为食管和小肠。它分为：1）真性憩室，黏膜、肌层和浆膜均膨出；2）假性憩室，只有黏膜和浆膜两层突出。临床表现为：腹痛、腹部包块、消化道出血、梗阻、憩室炎等。当憩室出现并发症，内科治疗无效时需要外科手术干预。文献报道不典型憩室易与其他疾病误诊。本例的难点在于患者以慢性腹痛为主诉，多次肠镜检查均未见憩室改变，CT 未提示憩室样改变，并在短期内出现"肿块样"病灶，与其他疾病难以鉴别，最终用手术明确诊断。这也提示我们，对于不明原因的腹痛、内镜下不典型的局限病变、治疗效果不佳者，手术可能是明确诊断与治疗的方法。

李 燕 张晗芸 王彩花

（浙江大学医学院附属第二医院消化内科）

1. 病例介绍

（1）患者基本情况

基本信息： 男，39岁，已婚。

入院时间： 2017年8月10日。

主诉： 腹痛、腹胀2个月，再发伴排便、排气停止4天。

现病史： 患者2个月前无明显诱因下出现持续性下腹痛，程度一般，伴上腹胀明显，进食后加剧，被动减少饮食，感乏力，排便1～2天1次，自诉曾有1次"黑便"，量不多。当地住院查粪便隐血阳性，血常规提示血红蛋白69g/L，血沉33mm/h；肝功能：总胆红素39μmol/L，直接胆红素7.2μmol/L，ALT 96U/L，AST 65U/L，γ-GT 129U/L。肿瘤标志物、尿常规、抗人球蛋白试验、甲状腺激素、凝血谱、C-反应蛋白、抗核抗体、免疫球蛋白等无明显异常。全腹部增强CT提示中下腹有部分小肠积液。胃镜提示充血渗出性胃炎，肠镜无殊（插镜至回盲部）。胶囊内镜提示小肠黏膜隆起性病变。拟诊为"消化道出血：小肠肿物？"。予抑酸、护肝降酶、促动力及输血补液等对症治疗后好转，建议转上级医院行经肛小肠镜，遂转至我院。住院期间多次复查粪常规＋隐血阴性，血红蛋白无进一步下降；小肠CT未见明显异常，附见阑尾略增粗伴粪石及少量的积气。住院期间，右下腹痛较明显，不能排除阑尾炎，予抗感染、解痉治疗后稍好转。后突发排便时感双侧阴囊疼痛剧烈、肿大，急查下腹部CT未见明显异常。查泌尿系统B超提示双侧精囊体积偏大伴回声不均。阴囊水肿原因不明，后上述症状均自行缓解。小肠占位及出血依据不足，综合考虑后小肠镜检查暂缓。本次入院4天前患者的症状再发加重，伴排便、排气停止，3天来几乎未进食，无发热等，遂就诊我院急诊科，复查腹部CT平扫提示阑尾粪石，部分小肠积气增多。炎症指标正常，拟"腹痛待查"收住入院。患者起病来，精神软，未进食，睡眠不佳，大便未解，小便正常，体重减轻，具体不详。

既往史：数十年前有"阑尾炎"病史，保守治疗，未再发作。有"输血史"，否认输血反应。否认手术史、外伤史、中毒史。

个人史：吸烟22年，10~20支/天。否认饮酒史。

家族史：父亲因"血吸虫性肝病"去世。否认肿瘤性家族史。

（2）入院查体

生命体征平稳，精神软，痛苦面容。贫血貌。腹软，叩诊鼓音，全腹压痛，以上腹为主，右下腹有深压痛，反跳痛可疑阳性，肠鸣音1次/分。

（3）入院后辅助检查

1) 血常规：血红蛋白83g/L↓、中性粒细胞百分比77.6%↑、网织红细胞百分比4.43%↑。
2) 贫血系列：叶酸2.22nmol/L↓、铁蛋白874.7ng/mL↑。
3) 肝肾功能：总胆红素49.3μmol/L↑、直接胆红素11.7μmol/L↑、间接胆红素37.6μmol/L↑、谷丙转氨酶48U/L↑、谷草转氨酶47U/L↑、γ-谷氨酰转肽酶77U/L↑。
4) 血沉：20mm/h↑。
5) 粪常规＋隐血：阴性。

6） 抗人球蛋白试验、抗核抗体系列、抗中性粒细胞胞浆抗体、免疫球蛋白＋补体＋IgG4、血尿轻链、24 小时尿轻链、免疫固相电泳、传染病四项、肿瘤标志物无明显异常。

7） 阑尾B超：阑尾粪石形成，探及右下腹淋巴结。

8） 生殖系统B超：无明显异常。

2．初步思维过程

入院时病情总结：1）患者为青年男性，有慢性病程伴急性加重，否认手术史、服药史；2）临床症状：腹痛、腹胀 2 个月，再发伴排便、排气停止 4 天；3）体格检查：痛苦面容，贫血貌，腹部叩诊鼓音，全腹压痛，以上腹为主，右下腹深压痛，反跳痛可疑阳性，肠鸣音 1 次/分；4）辅助检查：血常规提示中度正细胞性贫血，多次粪便隐血检测仅 1 次为阳性（且仅＋），肝细胞酶轻度升高，胆红素异常，血沉偏高，免疫指标、肿瘤标志物等无明显异常。阑尾超声提示阑尾粪石形成。胃肠镜检查、小肠CT无殊。

入院时诊断思路：患者为青年男性，无手术史，以"反复腹痛、腹胀，贫血伴不全性肠梗阻"为主要临床表现。外院曾拟诊"消化道出血、小肠肿物"，但患者的多次粪便隐血检测仅 1 次为隐血＋，贫血类型为非小细胞低色素贫血，肿瘤标记物、胃肠镜、小肠CT均无明显异常，故消化道出血、占位依据不足。结合患者的血检及病史，肾性贫血、粘连性肠梗阻等原因也可排除。

综合分析考虑患者可能同时存在造血系统异常、消化道动力异常、肝功能损伤及胆红素异常等多系统受累，故需考虑能否用"一元论"解释全部的症状及体征，铅中毒需首先考虑。

患者有"阑尾炎"既往史，病程中多次有右下腹固定压痛，阑尾超声提示阑尾粪石形成，慢性阑尾炎需考虑，但难以解释患者的贫血、肝功能损伤、胆红素异常等其他系统受累情况，并且影像学未见阑尾渗出、肿胀等表现，依据不足，故不作为主要病因鉴别。

初步治疗计划：患者入院初期排便、排气消失，考虑存在不全性肠梗阻，予禁食、补液、消胀、通便、护肝、改善胃肠动力、补充微量元素等对症支持治疗。

3. 后续诊疗经过

(1) 进一步完善检查

1) 血铅测定：>600.00μg/L。

2) 骨髓穿刺：红系造血旺盛，嗜碱性点彩红细胞易见，铅中毒不能排除骨髓象。骨髓活检：以红系为主的造血活跃骨髓组织像。

3) 肌电图：考虑以多发性运动性周围神经病为主，上肢以右腕管综合征、右肘综合征明显。

4) 头颅磁共振平扫＋DWI：松果体区囊性灶，考虑松果体囊肿。

5) 补充查体：牙龈未见明显铅线。

结合血铅测定、骨髓检查及肌电图结果，铅中毒诊断明确。排除禁忌后于 2017 年 8 月 14—16 日、2017 年 8 月 21—23 日、2017 年 8 月 29—31 日、2017 年 9 月 5—7 日予依地酸钙钠注射液 1g 静滴驱铅治疗 4 个疗程（静滴 3 天，停药 4 天）。首次驱铅治疗后，患者的腹痛症状明显好转，排便、排气恢复。第 4 个疗程结束后复查（2017 年 9 月 8 日）血铅：524.20μg/L；血常规：血红蛋白 104g/L；肝功能、胆红素降至正常。

(2) 后续随访

患者后续继续在外院进行 2 个疗程的驱铅治疗，复查血常规、肝功能均恢复正常，血铅未复查。至今无腹痛、腹胀等症状发作。

4. 最终诊断

最终诊断为铅中毒（lead poisoning）。

5. 疾病诊疗难点

铅中毒在临床上相对少见，可累及多系统，并且症状和体征通常不具有特异性，临床医生容易"只见树木、不见森林"而造成漏诊、误诊。同时，该病例具有一定的迷惑性：似有实无的消化道出血、胶囊内镜下可疑的回肠黏膜隆起以及不典型的阑尾炎发作表现。若临床医生对病史了解不详尽，未关注到多系统受累情况，忽视相关的暴露等，可能会将疾病单纯定位于小肠、阑尾等消化道疾病，不仅延误诊断，甚至可能造成不必要的手术创伤，影响生命质量及生活质量。

6. 疾病知识回顾

铅暴露主要发生在工作场所，如需接触电池，颜料或涂料，装裱，铅和矿石的开采、冶炼及精炼、焊接，电缆与电线，建筑及拆除，某些化妆品，铅釉陶瓷等物品的工作。随着防护措施的改善，职业性中毒已较前减少。生活性暴露主要包括服用含铅中药、接触含铅涂料、使用铅釉炊具或餐具、使用含铅化妆品和个人护理产品等。

铅是有毒金属，可对许多的生理功能及器官系统产生不良影响，主要累及神经系统、消化系统、造血系统和肾脏。临床症状包括消化道表现，如腹痛（"铅绞痛"）、便秘、厌食、黑色粪便等；肌肉骨骼表现有关节痛、肌痛；神经精神表现有头痛、注意力难以集中、短期记忆缺陷、易怒、抑郁、周围性神经炎、腕下垂、脑病；血液系统表现有贫血，部分患者出现溶血，血液中红细胞及血红蛋白明显降低，网织红细胞和点彩红细胞增加；泌尿系统早期表现为近曲小管损害，严重者出现血尿，甚至少尿、无尿、肾衰竭表现；一般表现有过度疲劳、睡眠障碍、性欲下降。

铅中毒治疗方案包括确定铅的暴露源，减少或消除铅暴露，必要时用螯合治疗降低血铅及临床暴露效应评估。依地酸钙钠（EDTA-CaNa$_2$）是治疗铅中毒的首选驱铅药物，取其 1.0g 加入生理盐水或 5% ～ 10% 葡萄糖注射液 250 ～ 500mL 中缓慢静滴，连续 3 天，停药 4 天为 1 个疗程。一般应用 2 ～ 4 个疗程，根据毒检制订下一步的驱铅计划。在治疗过程中，由于尿中钙、锌等微量元素增加，可在治疗期间补充多种微量元素。

参考文献

董建光，冯书芳，李盟，等. 铅中毒的诊断及治疗. 2017 中国中毒救治宜昌论坛暨第九次全国中毒及危重症救治学术研讨会议论文集. [出版者不详]，2017：107-111.

CHEREMISINOFF N P. Agency for Toxic Substances and Disease Registry （ATSDR）. John Wiley & Sons, Ltd, 2016.

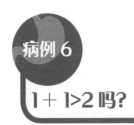

杨　辉

（浙江省长兴县人医院消化内科）

1. 病例介绍

（1）患者基本情况

基本信息： 女，55 岁，已婚。

入院时间： 2017 年 10 月 25 日。

主诉： 反复尿黄半年多。

现病史： 患者半年多前无明显诱因下出现反复尿黄，无畏寒发热，无腹痛、腹胀，无皮肤瘙痒，无白陶土样大便，症状时轻时重，未予重视。近日，患者自觉尿色加深，伴纳差乏力，皮肤瘙痒，体重进行性下降，遂至县医院门诊就诊，查肝功能：ALT 104U/L，AST 147U/L，GGT 926U/L，ALP 668U/L，TB 80.2μmol/L，DBIL 66.3μmol/L，Alb 38.5g/L；腹部彩超：肝回声增粗不均，胆囊壁毛糙，脾大，为求进一步诊治，收入我科。患者起病来，神清，精神可，胃纳、睡眠一般，体重无明显改变。

既往史： 体健。

个人史： 否认饮酒史，否认药物、毒物服用史。

家族史： 父母体健，兄弟姐妹健在，均体健。

（2）入院查体

T 36.3℃，BP 136/75mmHg。神志清楚，精神一般。全身皮肤黏膜及巩膜黄染。心肺查体未及异常。腹软，全腹无压痛及反跳痛，无肌卫，未及异常包块，肝肋下未及，脾肋下两指，全腹叩诊呈鼓音，肝、肾区无叩击痛，移动性浊音阴性，肠鸣音 4 次/分。双下肢不肿。

（3）入院后辅助检查

1） 血常规：红细胞计数 3.53×10^{12}/L、红细胞比容 0.34、血红蛋白 109g/L。

2） 生化：总胆红素 90.7μmol/L↑，直接胆红素 70.5μmol/L↑，球蛋白 42.1g/L↑，谷丙转氨酶 134.1U/L↑，谷草转氨酶 171.2U/L↑，碱性磷酸酶 761.7U/L↑，谷氨酰转肽酶 942.7U/L↑，总胆汁酸 38.6μmol/L↑，白蛋白 40.6g/L。

3） 风湿免疫功能：ASO 701.7IU/mL↑，CRP 7.5mg/L↑，IgG 25.86g/L↑，IgM 4.04g/L↑，κ 轻链 6.37g/L↑，λ 轻链 3.52g/L↑。

4） 抗核抗体谱：滴度 1：320、抗核抗体（ⅡF）阳性、线粒体抗体阳性。

5） 抗肝抗原抗体谱：GP210 抗体阳性、线粒体抗体 M2 阳性。

6） 乙肝五项、甲肝抗体、丙肝与戊肝检测：均未见异常。

7） 肿瘤标志物：无明显异常。

8） 肝胆胰脾＋腹腔超声常规检查：肝实质点状回声增粗（请结合临床），脾肿大（145mm×54mm），腹腔内积液（23mm×8mm）。

2．初步思维过程

入院时病情总结：1）患者为中年女性，有慢性病程；2）因"反复尿黄半年多"入院；3）外院B超提示脾肿大，无肝硬化表现；4）辅助检查提示胆红素升高，以直接胆红素为主。ALT、AST略升高，GGT、ALP 显著升高。

入院时诊断思路：1）患者的外院B超提示脾肿大，无肝硬化表现，自身抗体阳性，自身免疫性肝病需考虑。2）胆红素升高，以直接胆红素为主。ALT、AST略升高，GGT、ALP显著升高。与自身免疫性肝病比较：AST和ALT活性升高，而ALP和GGT水平正常或轻微升高不相符合。3）肝炎指标均未见明显异常，暂不考虑病毒性肝炎。

入院初步诊断及诊疗计划：诊断肝功能不全待查，予护肝、退黄等对症支持治疗，完善肝脏MRI与胃镜、腹部增强CT等检查。

3. 后续诊疗经过

1）　辅助检查胸、全腹部CT平扫＋增强（图6.1）：两肺纤维灶；心缘旁结节，有肿大淋巴结的可能；肝左叶有低密度结节；肝门区有肿大淋巴结；食管下段胃底静脉曲张；脾肿大，提示有肝硬化的可能；有子宫肌瘤的可能。

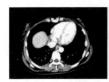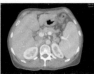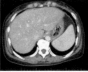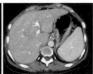

图 6.1　腹部增强 CT

2）　磁共振平扫＋增强（图6.2）：脾大，食管下段–贲门处静脉迂曲扩张，有门静脉高压的可能；脾脏细小囊性灶；肝右叶有异常信号灶，小血管瘤待排；慢性胆囊炎。

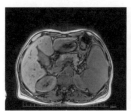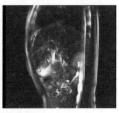

图 6.2　肝脏增强 MRI

3） 电子胃镜（图 6.3）：食管胃底静脉曲张（中度）。

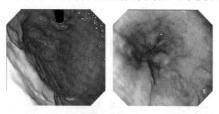

图 6.3 胃镜

根据患者的相关检查，我们排除了胆道梗阻、胆道占位性病变以及周围脏器病变压迫胆管等疾病，患者兼具原发性胆汁性胆管炎（primary biliary cholangitis，PBC）及自身免疫性肝炎（autoimmune hepatitis，AIH）的特点，考虑重叠综合征，为明确诊断，予患者肝穿刺活检。

4） 肝穿刺病理（图 6.4）：送检肝穿刺组织相当于 10 多个小叶范围，肝小叶结构消失，代之为假小叶形成，肝细胞普遍肿胀，血窦反应活跃。间隔内炎症重，界面肝炎丰富，浆细胞丰富，形成花结，可见明显的胆管损伤伴肉芽肿形成。网染（＋）。Masson染色（＋）。

5） 追加下述检验。铜蓝蛋白：0.6g/L（正常范围）；眼科会诊排除角膜色素环。IgG4：正常范围。

结合上述检查，诊断自身免疫性肝炎-原发性胆汁性胆管炎（AIH–PBC）重叠综合征，根据指南建议，结合患者的情况，患者长期有肝功能不全且多次治疗改善不明显，有多思、多虑表现。与患者及家属多次沟通后拟定治疗方案：甲泼尼龙 32mg qd、熊去氧胆酸 250mg tid 口服，辅以保肝、护胃、补钙等。出院后患者的乏力、瘙痒较前好转。治疗 1 周后复查肝功能：ALT 212U/L，AST 158U/L，GGT 650U/L，ALP 434U/L，TB 66.8μmol/L，DBIL 42.4μmol/L，Alb 36.5g/L；治疗 2 个月后复查肝功能：ALT 95.4U/L，AST 78.1U/L，GGT 565.6U/L，ALP 226.6U/L，TB 31.0μmol/L，DBIL 20.4μmol/L，

Alb 37.2g/L；球蛋白、IgG在正常范围。目前，予泼尼松 10mg qd、熊去氧胆酸 250mg tid 口服维持治疗。

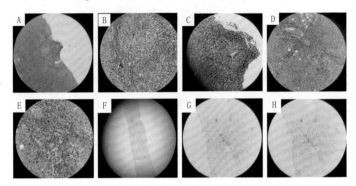

图6.4　肝穿刺病理

A：可见汇管区肉芽肿形成；B、C：胆管损伤；D、E：界面性肝炎、肝细胞玫瑰花环样改；F：假小叶形成；G：淋巴浆细胞浸润；H：肝铜染色阳性

HBsAg（－）。HBcAg（－）。CK18（＋）。CK7（＋）。CD38（＋＋）。MuM-1（＋＋）。IgG4（－）。EBER（－）。CMV（－）。Fe（－）。罗丹宁染色（＋），红氨酸染色（＋）。天狼猩红（＋）。α-SMA（＋）。PAS（＋）。D-PAS（±）。

4．最终诊断

最终诊断为自身免疫性肝炎–原发性胆汁性胆管炎（AIH–PBC）重叠综合征。

5．疾病诊疗难点

本例患者因肝功能不全多次诊治而未见改善，既有AIH的临床特点，即高γ球蛋白血症和血清SMA和（或）ANA阳性，ALT升高；也有类似PBC的一些临床特征，如AMA/AMA–M2阳性和胆汁淤积的生化表现，相关检查未能明确病因，考虑自身免疫性肝病，后在我院行肝穿刺活检确诊。

6. 疾病知识回顾

大多数 AIH-PBC 重叠综合征患者为中青年女性，主要的临床表现为疲乏、黄疸和瘙痒，同时还可伴有其他自身免疫性疾病。

关于 AIH-PBC 重叠综合征的诊断标准，学术界尚未达成共识。目前应用较多的为巴黎标准（应至少有两项标准分别符合 AIH 和 PBC 的诊断标准）。AIH 的诊断标准：1）ALT ≥ 5 × ULN；2）IgG ≥ 2 × ULN 或 SMA 阳性；3）肝活组织检查显示中重度淋巴细胞浆细胞界面炎。PBC 的诊断标准：1）ALP ≥ 2 × ULN 或 GGT ≥ 5 × ULN；2）AMA 或 AMA-M2 阳性；3）肝活组织检查显示汇管区胆管损伤。AIH-PBC 重叠综合征兼具 AIH 和 PBC 的组织病理学特征：1）各种炎性细胞直接浸润胆管和肝细胞；2）门管区和门管区周围淋巴细胞与浆细胞浸润或胆管消失，肉芽肿形成；3）中至重度界面性肝炎，肝细胞肿胀或嗜酸性小体形成，弥漫性炎细胞浸润。

肝组织学病理检查重要而可靠。一方面可排除少部分血清病毒标志物阴性的隐匿性病毒性肝炎、脂肪性肝病及遗传代谢性肝病等，另一方面可明确 AIH-PBC 患者的组织学分期以指导临床诊治。

治疗上，目前多数学者建议以泼尼松（龙）和熊去氧胆酸（ursodeoxycholic acid，UDCA）进行联合治疗，可有利于缓解病情，改善患者的预后。泼尼松（龙）联合 UDCA 治疗不能缓解或泼尼松（龙）副作用明显者，可加用免疫抑制剂（如硫唑嘌呤）。我国的最新研究发现，糖皮质激素和 UDCA 联合治疗可显著改善 AIH-PBC 重叠综合征患者的短期预后。本例患者采取该方案的治疗效果较好。

胡　雯　王彩花

（浙江大学医学院附属第二医院消化内科）

1. 病例介绍

（1）患者基本情况

基本信息： 女，64 岁，农民。

入院日期： 2017 年 10 月 30 日。

主诉： 间断中下腹痛、便血 1 年多。

现病史： 患者 1 年多前无诱因下突发中下腹痛，程度剧烈，继而便鲜血，量中等，无发热。就诊当地医院查肠镜提示结肠多发溃疡（自诉病理正常），胃镜提示溃疡。全腹部CT增强：乙状结肠冗长，未见占位。治疗后好转出院。出院后长期服用美沙拉秦、麦滋林、曲美布丁、美常安、舒泰清以对症治疗，偶有腹痛，便有少量血。今为复查入院。平时有便秘，服药后好转。

既往史： 5 年多前有心脏起搏器置入史，3 年前有左颌下腺切除史，具体不详。

个人史、婚育史、家族史： 无殊。

（2）入院查体

生命体征平稳，神志清，精神可，皮肤、巩膜无黄染，无贫血貌，右侧舌下腺可见肿大（图 7.1），颈部可见陈旧性手术疤痕，浅表淋巴结危及肿大，心、肺、腹查体无殊，四肢关节无畸形、皮疹。

双下肢无浮肿，神经系统查体为阴性。

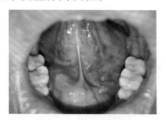

图7.1　右侧舌下腺肿大

（3）入院后辅助检查

1）　血常规、尿常规、肿瘤标记物、免疫系列、甲状腺功能、免疫
　　球蛋白＋补体无殊；大便隐血＋。

2）　胸部CT（图7.2）：左肺下叶后基底段结节，首先考虑周围型
　　肺癌，建议穿刺活检。

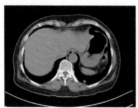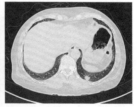

图7.2　胸部CT

3）　胃镜（图7.3）：慢性非萎缩性胃炎。

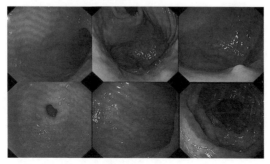

图7.3　胃镜

4） 肠镜（图 7.4）：距肛 20cm 处的黏膜充血水肿，有较多的斑片状出血，距肛 5cm 见一约 2.5cm×1.5cm 的浅溃疡，活检软。肠镜诊断：结肠多发出血，直肠浅溃疡（性质待定）。

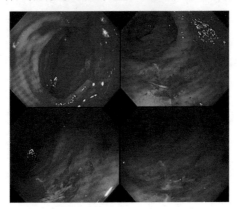

图 7.4　肠镜

2．初步诊治思路

入院时病情总结：1）患者为老年女性，起病缓慢。2）因"腹痛便血"入院，口服美沙拉秦等的治疗效果不明显。3）查体时营养状态尚可，除颌下腺稍肿大外无其他特殊体征。4）入院后粪便隐血为阳性，其他血化验指标无特殊改变；肠镜见明确的直肠溃疡，但溃疡形态和位置非特异，外院病理不详；入院后查肺部肿块，性质不明，影像提示首先考虑肿瘤。5）有起搏器置入史和颌下腺切除史。

入院初步评估后诊断思路：1）诊断是考虑一元论还是多元巧合？2）直肠溃疡的原因须考虑：缺血性肠病——好发于中老年患者，以结肠脾曲至直乙交界处肠段好发，以腹痛、便血多见，该患者的溃疡位于直肠，其可能性不大；炎症性肠病——溃疡性结肠炎以倒灌性结直肠炎症为特征，镜下黏膜炎症多弥漫，克罗恩病以节段性全层性胃肠道炎症为特征，该患者的溃疡特征与炎症性肠病的典型镜下的溃疡特征不一致，暂不考虑；肿瘤——直肠肿瘤多以肿块或肿块合并溃疡多见，该患者的溃疡边缘尚光整，需待病理明确。3）患者为老年女性，既往合并慢性疾病，行介入治疗，而且颌下腺的情况尚不明确，可追问相关病史及资料以帮助整体评估；肺部肿块的性质需请呼吸科和放射科会诊以指导诊疗。

入院后诊疗计划：1）待肠镜病理；2）追问患者的外院颌下腺病理资料；3）相关科室会诊，必要时行肺部穿刺以明确肿块性质。

3．后续诊治过程

1） 肠镜病理：（距肛5cm）黏膜慢性炎，黏膜下见大量的淀粉样物质，病因请结合临床。特染结果：刚果红＋，结晶紫＋。免疫组化：Kappa（k）＋，Ki-67－，Lambda＋，EMA－，CD20散在＋，CD79a散在＋，CD3散在＋，CD138散在＋。

2） 追问患者3年前左颌下腺病理：左颌下腺淀粉样变，伴钙化，异物巨细胞反应，用全身检查来排除免疫性疾病。特殊染色：刚果红呈砖红色；偏光镜下见绿色折光。血和尿的免疫固定电泳、血轻链、24小时尿轻链无殊。骨穿：造血活跃，浆细胞轻度易见骨髓组织像，血液肿瘤免疫分型无殊。

3） 后续诊疗：予CT引导下行肺穿刺。病理提示：肺穿刺－腺癌。免疫组化：CK（AE1/AE3）＋，CK5/6－，CK7＋，Ki-67 1%＋，P40－，P53个别弱＋，P63散在＋，TTF-1＋＋＋，Napsin A＋＋＋。

4．最终诊断

最终诊断为直肠淀粉样变（轻链型）；颌下腺淀粉样变；左肺腺癌。

5．临床诊疗难点

该患者既往曾行的胃肠镜检查提示直肠溃疡，病理未明确溃疡的性质；在复查相关检查的过程中，发现了合并肺部肿块的情况，使诊疗过程变得相对复杂。虽然结合3年前颌下腺的病理和肠镜病理结果能较快明确淀粉样变的病因，但由于不能排除肺部病变亦为淀粉样变，穿刺明确性质时存在较大的出血风险（有个案报道），因此在行放射穿刺来明确肺块的性质、制订进一步的治疗策略时需反复与家属沟通获益和风险，做好应对并发症的预案。

6．疾病知识回顾

淀粉样变性是一组由多种原因造成蛋白错误折叠形成的淀粉样物质在脏器细胞间浸润、沉积，最终导致多组织损伤、进行性多器官功能障碍的疾病。常受侵犯的有肾脏、心脏、肝脏、神经系统、胃肠道、舌、皮肤等，临床表现取决于累及器官及器官的受损程度。胃肠道淀粉样变可能是局灶性或系统性的局部表现。在一个2334例淀粉样变的回顾性研究中，76例有活检确诊的胃肠道累及。胃肠道淀粉样变者可表现为恶心、呕吐、吞咽困难、腹痛、腹胀、便秘、消化道出血等，与淀粉样物质的类型以及沉积部位相关。该患者经全面检查，未发现原发性浆细胞异常增殖以及慢性炎症性疾病的依据，有颌下腺及直肠两处淀粉样变病灶，直肠病灶表现为浅溃疡，临床表现为反复便血，均经病理明确为淀粉样病变，诊断明确。文献检索有多例类似肺癌影像学表现的肺部淀粉样变报道，在本病例诊断过程中，亦考虑到肺部淀粉样变的可能，在穿刺过程中着重关注有无穿刺后出血的并发症，最终病理提示肺癌。提示在疾病的诊治过程中，需详细采集患者的既往病史，要尽力获取病理资料以明确诊断。

参考文献

JAMES D G, ZUCKERMAN G R, SAYUK G S, et al. Clinical recognition of Al type amyloidosis of the luminal gastrointestinal tract. Clin Gastroenterol Hepatol, 2007, 5（5）: 582-858.

SHENIN M, XIONG W, NAIK M, et al. Primary amyloidosis causing diffuse alveolar hemorrhage. J Clin Rheumatol, 2010, 16（4）: 175-177.

金 晶 王彩花

（浙江大学医学院附属第二医院消化内科）

1. 病例介绍

（1）患者基本情况

基本信息： 女，61岁，汉族，已婚。

入院时间： 2018年9月29日。

主诉： 发热腹泻10天。

现病史： 患者入院前10天受凉后出现发热，体温38.2℃，伴腹泻，8～10次/天，稀水样便，每次量不多，进食后腹泻加重，伴腹胀，腹部不适，无关节肿痛，无胸闷气急，无恶心呕吐等不适。外院查血常规提示白细胞计数 27.8×10^9/L，嗜酸性粒细胞 18.32×10^9/L，C–反应蛋白44.47mg/L，粪常规白细胞（－）、隐血阳性，先后予头孢他啶、左氧氟沙星、舒普深抗感染，甲泼尼龙20mg静滴等治疗无好转，体温最高为38.5℃，入院前1天出现双下肢多发出血点，遂转至我院就诊。门诊拟"腹泻待查"收住入院。

既往史： 支气管哮喘病史3年多，曾长期服用激素，近1年已停用。5个月前因哮喘发作，于当地发现嗜酸性粒细胞及IgE升高，嗜酸性粒细胞最高为55%，甲泼尼龙对症治疗后好转。1个月前因哮喘住院时，查嗜酸性粒细胞正常，纤维支气管镜、肺部CT等均未见异常。现服用顺尔宁、信必可治疗，哮喘控制可。

个人史、家族史、过敏史： 无殊。

（2）入院查体

T 38.7℃，HR 89bpm，R 20 次／分，BP 114/89mmHg；神志清，精神软，二肺呼吸音清，未闻及哮鸣音。腹软，无压痛、反跳痛，未及明显的腹部包块，肠鸣音亢进，双下肢散在针尖至米粒样瘀斑、瘀点（图 8.1）。

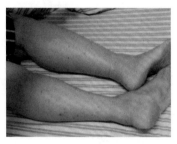

图 8.1　双下肢皮疹

（3）入院后辅助检查

1） 血常规：WBC $29.7×10^9$/L，EOS $18.82×10^9$/L，E 63.5%，CRP 69.7mg/L，血沉 41mm/h。

2） 粪常规：OB＋＋，白细胞、虫卵等均为阴性。

3） 降钙素原、肝肾功能、电解质无殊；粪便培养、O2 培养、血培养为阴性。

4） 抗核抗体、ANCA 为阴性。

5） 免疫球蛋白＋补体：IgG 27.62g/L，IgG4 17.9g/L，血 κ 5.67g/L，血 λ 轻链 4.57g/L。

6） 全腹增强CT：提示胆囊炎；右侧输尿管上段扩张，请结合临床。

7） 胃镜：慢性胃炎伴胆汁反流。

8） 肠镜：结肠多发糜烂；病理：黏膜慢性炎，伴嗜酸性粒细胞浸润（最高处为距肛 45cm 处 35 个/HPF）。

2. 初步思维过程

入院时病情总结：1）患者为老年女性，急性起病；2）因"发热腹泻10天"入院；3）既往有哮喘病史，目前病情可控；4）以发热、腹泻、腹部不适等消化道症状为主，伴双下肢出血点；5）血象提示白细胞升高明显，以嗜酸性粒细胞升高为主，CRP轻度升高，粪常规未见白细胞，ANCA为阴性。

入院时诊断思路：1）感染：患者有急性病程，发热、腹泻，白细胞、CRP升高，不能排除因感染导致急性腹泻；2）嗜酸性粒细胞性胃肠炎：根据胃肠壁受浸润的深度和受累的消化道可有不同的临床表现，可出现腹痛、腹泻、发热、嗜酸性粒细胞升高等表现，但该患者的胃肠镜病理仅见少量的嗜酸性粒细胞浸润，未达到嗜酸性粒细胞性胃肠炎的诊断指标，并且无法解释双下肢紫癜样皮疹；3）过敏性紫癜：腹型紫癜可出现腹痛、腹泻、双下肢紫癜等表现，但极少出现如此高数值的嗜酸性粒细胞；4）血液系统肿瘤：可出现嗜酸性粒细胞进行性升高，亦可出现发热、腹泻等，但该患者的外周血中未见异常的幼稚细胞，仍需等待骨穿结果；5）风湿性疾病、各种血管炎，可累及胃肠道，出现腹痛、腹泻、便血等消化道症状，但该患者无关节痛、肌痛等表现，血ANCA为阴性，目前无诊断依据。

入院初步诊断：发热、腹泻待查——急性感染？嗜酸性粒细胞性胃肠炎？过敏性紫癜？血液系统肿瘤？高嗜酸性粒细胞血症；哮喘。

3. 后续诊疗经过

入院予头孢哌酮钠舒巴坦钠1.0 q12h静滴抗感染基础上加用甲泼尼龙20mg治疗，思密达、仙特明等对症治疗，患者仍有高热、腹泻，症状无好转，体温最高为39.5℃，复查白细胞数值进行性升高，以嗜酸性粒细胞升高为主，WBC 42.1×10^9/L，EOS 30.82×10^9/L，E% 73.2%，并出现全身不适、乏力、腹痛及左侧脚趾疼痛明显，查体左下肢肌力轻度减退，浅感染减退，完善肌电图提示：考虑多发性运动性周围神经病；患者有发热、腹痛、腹泻，但多次大便培养、血培养、寄生虫卵均为阴性，抗生素的治疗效果不佳，不考虑感染；骨穿病理回报：造血组织增生显著活跃，造血组织与脂肪组织比值约为3：1，粒红比为3：1，中、晚幼及成熟嗜酸性粒细胞系明显增多，可见巨核细胞，请结合临床，可排除血液系统肿瘤；该患者有嗜酸性粒细胞高、发热、消化道症状、周围神经系统病变、皮肤病变等多系统累及；多学科讨论后建议完善鼻旁窦CT：两侧鼻旁窦黏膜增厚，考虑副鼻窦炎。结合患者的病史、临床表现，诊断为嗜酸性肉芽肿性多血管炎，予甲泼尼龙 80mg 静滴、丙种球蛋白 25g/d 冲击治疗。

经治疗后：予甲泼尼龙及丙种球蛋白冲击治疗 5 天后，患者的腹痛、全身不适明显得到缓解，体温正常，大便每天 1 次，双下肢疼痛仍存在，较前稍好转，后转入风湿科，逐渐减量激素，并加用环磷酰胺治疗，随访至今。目前，无腹痛、腹泻，无发热，双下肢有轻度麻木感，嗜酸性粒细胞正常。

4. 最终诊断

最终诊断为嗜酸性肉芽肿性多血管炎（eosinophilic granulo matous poly-vasculitis，EGPA）。

5. 疾病诊疗难点

本病的临床表现复杂多样、缺乏特异性，血管外肉芽肿检出率低，在疾病发生发展过程中不同的症状可单独或重叠出现，有文献报道，首诊误诊率最高达 75%。

该患者起病至确诊历时数年。本例患者有外周血嗜酸性粒细胞升高、哮喘、周围神经病变、鼻窦炎，符合诊断标准。但初为单纯哮喘，后出现腹痛、腹泻、发热，而此时仅有消化系统症状，无哮喘发作，直至出现系统性血管炎症状（皮疹、发热、腹痛、腹泻、周围神经病变）时方才确诊。故本病诊断上若单纯累及单系统时仍是难点，不能以局部症状掩盖全貌，造成误诊、漏诊；另外，该病虽可累及消化道，但消化道症状（腹痛、腹泻、便血等）未包含在其诊断标准中，若临床上出现腹泻、便血伴哮喘或嗜酸性粒细胞升高的患者，因考虑到本病的可能性，早诊断，早治疗，改善预后。

6. 疾病知识回顾

嗜酸性肉芽肿性多血管炎是罕见的自身免疫性疾病，每年新发病率为（0.11 ~ 2.66）/100 万人，总患病率为（10.7 ~ 14.0）/100 万人。1951 年，它由 Churg 及 Strauss 首次报道，所以也称为 Churg-Strauss 综合征或变应性肉芽肿性血管炎。2012 年，Chapel Hill 会议根据其临床及实验室检查特点将其更名为 EGPA。诊断标准主要参考美国风湿病学会于 1990 年制订的分类标准：1）哮喘样症状（或喘息发作）；2）嗜酸性粒细胞增多（10% 或绝对值 $\geqslant 1.5 \times 10^9/L$）；3）单发性或多发神经病变；4）非固定的肺部浸润影；5）鼻窦炎；6）血管外嗜酸性粒细胞浸润。凡是符合上述 6 项中的 4 项或以上者可考虑本病的诊断。

EGPA 的临床表现可分为前驱期、组织嗜酸性粒细胞浸润期和血管炎期，每个阶段之间可部分重叠或快速发展，因受累器官的数量不同、受累部位及严重程度不同，临床表现也不同。以呼吸系统受累最为常见。哮喘是前驱期最主要的临床特征，发生率为 96% ~ 100%，往往还是首发症状。消化道受累的发生率为 37% ~ 62%，多为小肠黏膜受累，患者可出现不明原因的腹痛、腹泻、便血，甚至出现肠穿孔，活检可发现嗜酸性粒细胞浸润；周围神经病变是血管炎期的特征性表现，正中神经、尺神经、腓神经、胫神经最常受累；一半以上的患者可出现皮肤损害，皮下结节和皮肤紫癖是最常见的类型。

EGPA 是罕见病，预后目前缺乏准确的统计结果，对于未经治疗的患者，3 个月的病死率可高达 50%，多采用五因素评分标准来判断预后：1）年龄超过 65 岁；2）消化道受累；3）心脏受累；4）肾功能不全：血肌酐>150μmol/L；5）不伴有耳鼻喉受累的临床表现。5 条标准中每符合 1 条，计 1 分。五因素评分标准为 0 分、1 分、≥ 2 分的 5 年病死率分别为 9%、21%、40%。

EGPA 的治疗原则是尽快控制病情，避免脏器不可逆受损。五因素评分标准为 0 分时，可单用糖皮质激素治疗，能获得 90% 以上缓解率，但 35% 的患者因激素减量而复发，需加用免疫制剂（硫唑嘌呤或环磷酰胺）治疗。五因素评分标准 ≥ 1 分时，大剂量的糖皮质激素联合环磷酰胺是首选的治疗方案，硫唑嘌呤、氨甲蝶呤等免疫抑制剂可作为诱导缓解后的维持期治疗药物。另外，丙种球蛋白、α 干扰素、利妥昔单抗、伊马替尼等亦有报道被使用。

参考文献

嗜酸性肉芽肿性多血管炎诊治规范多学科专家共识编写组. 嗜酸性肉芽肿性多血管炎诊治规范多学科专家共识. 中华结核和呼吸杂志, 2018, 7（41）: 514-521.

CHURG J, STRAUSS L. Allergic granulomatosis, allergic angiitis, and periarteritis nodosa. Am J Pathol, 1951, 27（2）: 277-301.

GUILLEVIN L, PAGNOUX C, SEROR R, et al. The five-factor score revisited assessment of prognoses of systemic necrotizing vasculitides based oil the French Vasculitis Study Group（FVSG）cohort. Medicine（Baltimore）, 2011, 90（1）: 19-27.

JENNETTE J C, FALK R J, BACON P A, et al. 2012revised international chapel hill consensus conference nomenclature of vasculitides. Arthritis Rheum, 2013, 65（1）: 1-11.

徐定婷　陈　焰

（浙江大学医学院附属第二医院消化内科）

1. 病例介绍

（1）患者基本情况

基本信息： 男，64 岁，未婚。

入院时间： 2018 年 10 月 25 日。

主诉： 腹痛、腹泻半年多。

现病史： 患者半年前无明显诱因下出现腹痛，为阵发性绞痛，与饮食无关，间断性腹泻，最多 10 多次/天，为黄色糊状便，无黏液、脓血，无发热、盗汗。2018 年 5 月 29 日，县医院胃镜：十二指肠球部霜斑样溃疡，对症治疗无效。2018 年 7 月 19 日，市医院肠镜：回肠、结肠黏膜弥漫增生，病理提示较多的嗜酸性粒细胞浸润，考虑嗜酸性粒细胞性胃肠炎，予泼尼松 20mg/d，仍间断腹痛。2018 年 9 月 22 日，市医院再次行胃镜：嗜酸性粒细胞性胃肠炎、十二指肠多发溃疡，病理提示黏膜慢性炎，予泼尼松 30mg/d，仍无效。为进一步诊治，以"腹痛待查"收治入院。患者起病来，神清，精神可，胃纳睡眠欠佳，体重减轻 10 多斤。

既往史： 体健。

个人史： 农民，吸烟 40 年，约每日 40 支，半年前已戒烟；饮酒 40 年，每天"白酒"500mL，现未戒酒。

家族史： 父已故，淋巴瘤，母健在，兄弟姐妹健在，均体健。

（2）入院查体

BMI 19.53kg/㎡，R 18bpm，P 118bpm，T 37.7℃，BP 86/51mmHg。神志清，皮肤、巩膜无黄染，全身浅表淋巴结未及肿大，毛发稀疏（图9.1A），双肺呼吸音清，未闻及干湿性啰音。心律齐，各瓣膜区未闻及病理性杂音。腹部无压痛，无明显反跳痛。胆囊未及肿大，Murphy's征阴性，移动性浊音阴性。双肾区无叩痛，双下肢无水肿，四肢趾甲萎缩变黄（图9.1B），神经系统检查无殊。

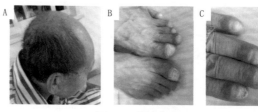

图9.1 体检表现

（3）入院后辅助检查

1）血常规：WBC 6.4×10^9/L，Hb 122g/L↓，PLT 410×10^9/L↑。

2）免疫球蛋白＋补体＋IgG4：IgG 3.94g/L↓，血κ轻链1.01g/L↓，血λ轻链0.59g/L↓。

3）生化：总蛋白43.4g/L↓、白蛋白24.0g/L↓、超敏C-反应蛋白32.2mg/L↑、钙1.94mmol/L↓、镁0.69mmol/L↓、磷1.57mmol/L↑。

4）肿瘤标志物全套：CA211 5.1ng/mL↑。

5）粪常规＋隐血、粪便艰难梭菌毒素、粪便细菌培养及药敏：阴性。

6）尿常规、凝血谱、甲状腺激素全套、抗核抗体常规、抗心磷脂抗体、血沉、EB-病毒抗体三项检测、巨细胞病毒抗体、巨细胞病毒DNA、HIV＋丙肝＋梅毒＋乙肝三系：阴性。

2. 初步思维过程

入院时病情总结：1）患者为老年男性，慢性病程；2）因"腹痛、腹泻半年多"入院，有发热；3）外院的胃肠镜病理见嗜酸性粒细胞；4）辅助检查提示血小板、CRP升高，有营养不良的表现。

入院时诊断思路：1）患者的外院病理提示嗜酸性粒细胞性胃肠炎，但外周血嗜酸性粒细胞不高、激素治疗的效果不佳，不能解释肠外症状；2）对于IBD、淋巴瘤或其他疾病，外院内镜病理无支持证据；3）患者的毛发稀疏，对于指甲改变是否与腹痛、腹泻相关仍存疑。

入院初步诊断及诊疗计划：诊断腹痛待查，予补液止泻、加强营养支持，完善小肠CT，复查胃肠镜。

3. 后续诊疗经过

1）　小肠CT（图9.2）：胃肠道壁弥漫性病变，以回盲部显著，多发息肉样改变，回肠末段有少许肠套形成。

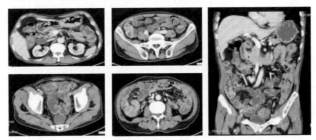

图9.2　小肠CT

2）　胃镜（图9.3）：胃部多发黏膜增厚、十二指肠球降部不规则隆起（性质待病理检查确定）。病理：（十二指肠降部）小肠黏膜慢性炎（活动性），部分腺体囊性扩张；（十二指肠球部）小肠黏膜慢性炎，可见少许的胃体型腺体伴扩张；（胃窦部）

慢性轻度萎缩性胃炎，HP（－）；（胃体中部大弯）慢性轻度浅表性胃炎，HP（－）。

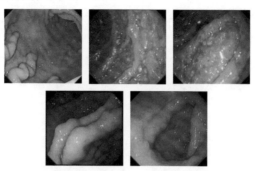

图 9.3　胃镜

3）　肠镜（图 9.4）：结肠和回盲部多发隆起。病理：（回盲瓣）黏膜慢性炎伴急性炎，腺体增生；（升结肠）黏膜慢性炎，并见炎性渗出物，部分腺体囊性扩张；（横结肠）黏膜慢性炎，伴轻度急性炎；（降结肠）黏膜慢性炎，部分腺体囊性扩张；（乙状结肠）黏膜慢性炎，部分腺体可见囊性扩张。

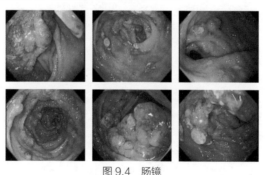

图 9.4　肠镜

4）　根据患者的胃肠镜表现及头发、指甲等改变，诊断"Cronkhite-Canada 综合征（Cronkhite-Canada's syndrome，CCS）"。予患者柳氮磺吡啶肠溶片、甲泼尼龙 16mg 口服 1 次/天治疗。在 2018年 10 月—2019 年 12 月期间腹痛、爪甲萎缩好转，大便频率为 2 ~ 3 次/天，激素逐渐减量。2019 年 12 月停激素 1 周，再次腹痛、口腔不适，复查肠镜提示较前稍好转，重新使用甲泼尼龙，并查硫唑嘌呤基因，准备使用硫唑嘌呤。2019 年 12 月—2020 年 8 月，因疫情未再就诊，患者一直服用甲泼尼龙 2 片/天、SASP。2020 年 8 月门诊复诊（图 9.5），加用硫唑嘌呤 50mg/d，激素缓慢减量。2020 年 11 月，激素已停药，无明显不适症状，复查的血常规、CRP、白蛋白均正常。

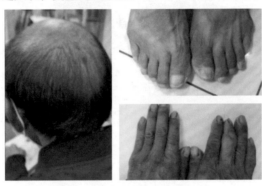

图 9.5　毛发稀疏、爪甲萎缩好转

4．最终诊断

最终诊断为 Cronkhite–Canada 综合征。

5．疾病诊疗难点

本例患者因腹痛、腹泻在消化内科首诊，外院虽多次行胃肠镜检查，未见明显特征性表现，故未能明确，后在我院复查内镜，并结合皮肤外观体检确诊。

6. 疾病知识回顾

　　Cronkhite-Canada综合征为非遗传性息肉病综合征。1955 年，国际上首次报道该疾病。1985 年，我国报道首例。其病因机制不明，散发，较为罕见，至今报道已有 500 例以上，其中 75% 以上来自日本。我国至 2018 年报道 83 例，男女比例为 2.61 ∶ 1；年龄 18 ~ 80 岁，平均为 53.94 岁，主要分布于 45 ~ 70 岁。主要的临床表现包括胃肠道息肉病、皮肤色素沉着、秃发、爪甲营养不良（萎缩）。目前无统一的诊断标准，诊断的主要依据如下：1）典型的消化道症状，如腹部不适、腹痛、腹泻，普通止泻无效；2）低蛋白血症；3）外胚层改变表现；4）消化道多发息肉：非遗传性。Cronkhite-Canada综合征息肉病理的主要病理学表现为黏膜组织呈息肉样增生伴部分腺体囊状扩张，间质疏松、水肿、混合性炎性细胞浸润，并见一定量的嗜酸性粒细胞或者单核细胞、淋巴细胞浸润。我国的 83 例：以增生性息肉和腺瘤性息肉最为常见（71%），错构瘤性息肉较少（10%），合并癌变的有 6 例（2 例在胃部，4 例在结直肠）。Cronkhite-Canada综合征的病因和发病机制目前尚不明确，由于激素治疗可达到临床完全缓解、息肉消退的效果，并有研究发现Cronkhite-Canada综合征息肉中浸润的IgG4 阳性浆细胞增多，因此有学者提出自身免疫机制可能发挥重要作用。治疗上除了对症处理、营养支持、使用抗生素和糖皮质激素外，可使用血浆制品，也有人应用柳氮磺吡啶进行抗感染治疗；其他药物个例报道包括环孢素、硫唑嘌呤、抗 TNF-α 抗体；若出现癌前病变、消化道出血等严重并发症，可考虑外科手术。该疾病的癌变概率高，预后一般较差，死亡原因有营养不良、恶病质、心力衰竭、肺炎、败血症和休克等。

参考文献

李媛，罗涵青，吴东，等.Cronkhite–Canada综合征临床病理学分析及IgG4阳性浆细胞浸润的意义.中华病理学杂志，2018，47（10）：753-757.

晁帅恒，李修岭，张梦婷，等.Cronkhite–Canada综合征83例临床分析.中国临床研究，2018（3）：397-399.

病例 10

一例收住消化内科的"肾周脓肿"

王剑虹

（温州医科大学附属第一医院消化内科）

1. 病例介绍

（1）患者基本情况

基本信息： 男，49 岁，已婚。

入院时间： 2018 年 11 月 8 日。

主诉： 左腰侧背部疼痛不适 1 个月。

现病史： 2018 年 10 月 8 日"突发左腰侧背部疼痛不适 4 天"在当地医院就诊，无腹痛、腹泻，无呕吐，无发热，无尿频、尿急、尿痛，食欲好，睡眠尚可。当地腹部CT："左肾及肾周围脓肿，左肾黄色肉芽肿性肾盂肾炎或结核？左侧输尿管管壁增厚"，肌酐 246μmol/L，血淀粉酶 3181U/L，故立即来我院急诊。急诊记录"体检腹部无压痛"。腹部CT（图 10.1）："左肾形态欠规则，左侧输尿管上段扩张，左肾广泛积水，左肾周边广泛脓肿并渗出，腹腔积液"，肌酐 232μmol/L，血淀粉酶 2249U/L，CRP 25.5mg/L，PCT 0.076ng/mL，WBC 9.14×10^9/L，N 78.1%，血红蛋白 112g/L，血小板计数 236×10^9/L。急诊首诊："腹痛待查，肾积水，急性胰腺炎？"胰腺炎中心会诊，否定胰腺炎。泌尿外科会诊意见："左肾周脓肿？"给予莫西沙星针，目前不能做手术，回家进行保守治疗。故回当地住院 20 天，拟诊为"左肾及左肾周脓肿，急性胰腺炎，肾功能不全"，予抗生素治疗，半个月后左腰背痛改善，血淀粉酶下降至 620U/L，肌酐 159μmol/L。2018 年 11 月 3 日重新来我院泌尿外科复查，查有肝功能异常，于 2018 年 11 月 6 日转诊予消化内科门诊。当时的肝功能：胆红素正常，总蛋白 95.6g/L，白蛋白 34.7g/L，血浆白蛋白和球蛋白的比值为 0.6，谷丙转氨酶 163U/L，谷草转氨酶 226U/L，碱性磷酸酶 61U/L，γ-谷氨酰基转移酶 16U/L。初步拟诊为"淀粉酶增高待查，肝功能异常，高球蛋白血症待查，肾周积液，高血压"，收住入消化内科。

既往史： 高血压病史 3 年，服用氨氯地平片。

个人史： 个体工作者，偶尔喝酒，不吸烟。

家族史： 父母健在，兄弟姐妹健在，均体健。

（2）入院查体

R 18bpm，P 70bpm，T 36.1℃，BP 172/112mmHg。神志清，皮肤、巩膜无黄染，全身浅表淋巴结未及肿大，双肺呼吸音清，未闻及干湿性啰音。心律齐，各瓣膜区未闻及病理性杂音。腹部无压痛，无明显反跳痛。胆囊未及肿大，Murphy's 征阴性，移动性浊音阴性。双肾区叩痛阴性，左侧输尿管行经区域压痛、叩痛，神经系统检查无殊。

（3）入院前辅助检查（图 10.1）

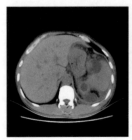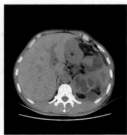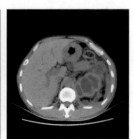

图 10.1　2018 年 10 月 8 日腹部 CT

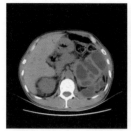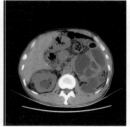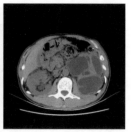

图 10.1（续）　2018 年 10 月 8 日腹部 CT

2．初步思维过程

收住消化内科的理由：1）如果是肾周脓肿，为什么没有发热？疾病从开始到现在的血象和 PCT 都不高。2）如果是肾结核性脓肿，应该是慢性病变，已经严重到影像学所提示肾病变的程度的话，应该有明显的结核全身表现，为什么没有？急性症状又怎么解释？3）肾积水，但没有结石，应该是慢性过程，一般有腰胀感，为什么会有急性腰痛？如果是由于肾严重积水导致肾破裂而引起急性腰痛，为什么肾形态完整且为积水充满状？4）肾积水的同时为什么周边反而又是脓肿伴渗出？水和脓的分界为什么这么清晰？5）肾周边胰腺尾部之间的渗液，到底是来源于肾还是来源于胰腺？淀粉酶数值这么高，与胰腺明显有关，为什么没有腹痛？而只有腰痛。——总结以上推断：肾积水确实存在，肾周"脓肿"会不会是胰瘘？

入院时诊断思路：1）首先需要明确是不是胰瘘，明确肾积水和肾周积液的关系。2）复习 2018 年 10 月 8 日的肝功能，发现当时总蛋白 72.9g/L，白蛋白 36.3g/L，球蛋白在短期 1 个月内从 36.6g/L 明显升高至 60.3g/L，需要明确是多克隆还是单克隆。3）寻找球蛋白数值升高与胰腺或肾脏的关系。

入院初步诊断及诊疗：淀粉酶增高待查，肝功能异常，高球蛋白血症待查，肾周积液，高血压。完善以下检查：复查常规血检及各项免疫、病原学、代谢性疾病项目与球蛋白免疫固定电泳及骨髓穿刺病理，进一步检查影像学，肾周穿刺，泌尿科会诊置管来缓解肾积水。

3. 后续诊疗经过

（1）入院后辅助检查

1） 血常规：白细胞计数 $6.17 \times 10^9/L$，血红蛋白 110g/L，血小板计数 $202 \times 10^9/L$。

2） 生化：肝功能球蛋白见现病史，转氨酶下降至正常，肌酐 168μmol/L，血淀粉酶 1065U/L，血糖、血脂正常。

3） 出凝血时间：正常。

4） 肿瘤抗原：阴性。

5） 甲状腺功能：阴性。

6） 病毒性各项：阴性。

7） 寄生虫：阴性。

8） 抗核抗体为弱阳性，主要核型为核颗粒型，主要核型滴度为 1 ： 100。

9） IgG 42.20g/L↑；IgA 3.86g/L；IgM 0.73g/L；Kappa轻链 9.79g/L；Lamda轻链 3.96g/L。

10） 总IgE：390.4IU/mL↑；IgG亚型 4：33.8g/L↑。

11） CRP 17.60mg/L；血沉 69mm/h。

12） 免疫固定蛋白电泳：IgG多克隆异常增生。

13） 骨髓增生活跃至明显活跃，粒红比正常，粒红系增生，嗜酸性粒细胞偏多见，红细胞成缗线状排列，浆细胞不多见，并见少许吞噬细胞，其他未见明显异常。

14） X线片检查：颅正侧位无异常发现，胸椎及腰椎增生性改变，骶尾椎未见明显X线病症，骨盆诸骨及髋关节未见明显X线病症。

15) 腹部增强CT（图10.2）：①左肾重度积水伴周边多发包裹性积液，累及脾脏（脾内病灶较前片缩小），有炎性可能，结核？请结合临床。②胰腺颈部病变，炎性假瘤？③右肾旋转不良伴右肾积水，请结合临床。④后腹膜、肠系膜、盆腔及两侧腹股沟多发淋巴结显示。⑤右肝及右肾囊肿。⑥右下肺有硬结灶的可能。

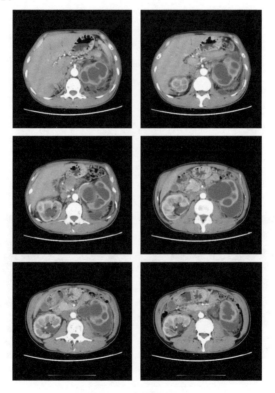

图 10.2 腹部增强 CT

16) B超：左肾重度积水、左肾周积液、左输尿管上段积水、右肾积水、前列腺偏大。

17） MRI：①胰颈部形态膨隆，其内见团片状信号：21mm×26mm，建议增强；②提示左侧上段输尿管扩张、壁轻厚、左肾重度积水伴周边多发包裹性积液，累及脾脏、胰尾，考虑感染性；③右肾旋转不良伴右肾积水；④左肾门区多发淋巴结肿大。

（2）诊疗经过一

2018年11月17日行肾周穿刺造瘘，引流出淡红色清亮液体，持续引流后血淀粉酶下降至176U/L。

➤ 穿刺液常规：红色混浊，有核细胞数180/μL，各有核分类均未检到，红细胞13280/μL，利凡他试验阳性。

➤ 穿刺液生化：淀粉酶115200U/L。

2018年11月18日超声内镜下胰腺穿刺（图10.3）：胰腺颈部见一低回声团块，边界不清晰，无蟹爪样，大小为2.4cm×2.6cm，内见胰管通过，胰尾部胰管扩张内径为0.24cm，包块压迫肠系膜上静脉，穿刺时手感肿瘤质地硬。

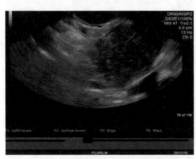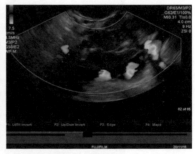

图10.3 超声内镜引导下胰腺穿刺

➤ 病理诊断：送检"胰腺"，镜下血性液及纤维素样渗出背景下见少量破碎的纤维组织伴淋巴细胞、中性粒细胞浸润，可见良性腺体成分，结合临床，首先考虑为良性炎症性病变。

2018 年 11 月 23 日行左侧肾穿刺造瘘，造瘘引流尿液。

➤ 肾周引流液、肾造瘘液：均未检出结核分枝杆菌复合群 DNA。

➤ PPD：阴性。

➤ 胸部 CT：两肺上下叶结节影，考虑炎性，建议随访；纵隔多发淋巴结，显示两肺气肿；两上胸膜增厚。

➤ 可排除结核。

➤ 根据患者球蛋白升高以 IgG4 为主，查找 IgG4 相关疾病诊断标准（图 10.4）。

1. 影像学：典型的 CT、MRI、ERCP 或 EUS 征象 2. 实验室检查：血清 IgG4 水平升高 3. 胰腺外器官受累：肝门部/肝内胆管狭窄、泪腺/涎腺受累，肺门淋巴结肿大，腹膜后纤维化 4. 组织病理学：免疫组化提示 IgG4 阳性细胞 >10个/高倍视野 5. 激素治疗后胰腺和胰腺外表现迅速消退	下列任何一组均可诊断 A. 胰腺组织病理学 B. 典型影像学征象＋血清 IgG4 水平升高/胰腺外器官受累 C. 非典型影像学征象＋血清 IgG4 水平升高＋排除胰腺肿瘤＋激素治疗显著

图 10.4　摘自 2012 年中国自身免疫性胰腺炎共识草案

➤ 患者虽然有胰腺包块，血清 IgG4 水平升高及多发淋巴结肿大，但胰腺穿刺病理没有找到依据，不能确诊为 AIP，故召集多学科讨论。讨论科室有消化内科、血液内科、泌尿外科、风湿免疫科、放射科、病理科。

➤ 结论：1）多系统病变；2）肿瘤依据不足；3）结核依据不足；4）临床倾向 IgG4 相关疾病，目前缺乏病理证据；5）泌尿系统病变有疑问，不为典型 IgG4 相关肾脏改变，需进一步检查；6）两肾积水考虑后腹膜纤维化可能性（图 10.5）；7）行腮腺、颌下腺、甲状腺、腹股沟淋巴结 B 超，是否有可取病理的样本；8）建议右肾行穿刺术来进行肾脏病理检查；9）肾造瘘 3 个月，每月复查 B 超，再决定进一步的肾外科治疗方案。

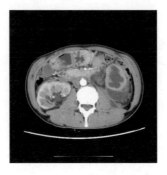

图 10.5　CT 提示双肾积水，存在腹膜后纤维化可能

2018 年 11 月 29 日 B 超扫查可取病理的腺体与淋巴结：两侧甲状腺结节 TI–RADS Ⅲ 类，两侧腮腺、颌下腺无明显异常发现，两侧腹股沟见淋巴结。

➤　取腹股沟淋巴结，2018 年 12 月 7 日病理情况如下。

M18-9549：CD20（滤泡＋），CD21（FDC 网＋），CD3（间区＋＋＋），CD38（间区＋），CD5（间区＋＋＋），IgG（散在＋），IgG4（－），κ（－），Ki67（10%＋），Pax5（＋），λ（－）。

病理诊断："右腹股沟"淋巴结的结构未见明显破坏，可见淋巴滤泡结构，淋巴细胞及窦组织细胞增生，血管玻璃样变性，结合形态及免疫组化，符合淋巴组织反应性增生，未见 IgG4 相关性疾病依据。

➤　B 淋巴瘤基因重排：阴性。

➤　染色体：46，XY（20），骨髓 G 显带未见明显异常。

➤　骨髓流式细胞仪：骨髓未见明显异常的成群细胞。

（3）诊疗经过二

根据 2012 年中国自身免疫性胰腺炎共识草案，患者有胰腺典型的影像学征象，多处淋巴结肿大，血清 IgG4 水平显著升高，淋巴结穿刺但没有找到病理依据，需行激素治疗，是否有显著反应。经明确，没有任何激素治疗禁忌证，转入风湿免疫科，给予如下治疗。

2018 年 12 月 14 日：甲泼尼松针 60mg qd。2018 年 12 月 25 日：复查腹部CT提示左肾及肾周积水积液减少，拔除引流管。2018 年 12 月 26 日：CTX 0.6g，泼尼松 60mg po qd。2019 年 1 月 18 日：CTX 0.6g，泼尼松 50mg po qd，因为没有按时随访，所以没有继续CTX治疗，只给予泼尼松治疗，逐渐减量。

治疗后的反应见表 10.1。

表 10.1 治疗后血沉及IgG4 变化

日期	血沉（mm/h）	IgG4（g/L）
2018 年 11 月 13 日	69	33.8
2018 年 12 月 25 日	57	18.8
2019 年 1 月 29 日	30	7.31
2019 年 2 月 19 日	47	4.82
2019 年 7 月 11 日	23	3.99

复查腹部CT（2019 年 11 月 5 日，图 10.6）：1）左肾萎缩，左肾周积液，较前片吸收明显；2）左输尿管上段壁偏厚伴左肾轻度积水；3）右肾旋转不良，形态欠光整伴密度欠均匀；4）后腹膜小淋巴结显示；5）胰腺包块消失。

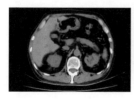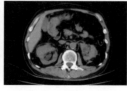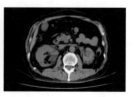

图 10.6 腹部 CT

4．最终诊断

最终诊断：自身免疫性胰腺炎，IgG4 相关性腹膜后纤维化。
诊断依据：1）胰腺炎性包块；2）多发淋巴结肿大；3）IgG4 持

续升高且大于正常值 5 倍以上；4）腹膜后纤维化至肾积水；5）激素治疗有反应。

5．疾病诊疗难点

胰腺肿瘤样病变是 IgG4 相关性疾病的常见表现，但是很少有胰瘘并发症。本例患者因腹膜后纤维化造成的肾积水及胰瘘形成的肾周积液，被当作原发肾积水及肾周脓肿，反复在泌尿外科就诊，没有进行"脓肿"性质深入的鉴别，从而造成诊断不明，推断肾周"脓肿"为胰瘘是本例诊断的关键点，而球蛋白快速升高则是另一条诊断途径。

6．疾病知识回顾

2021 年上半年，我国首次发布《IgG4 相关性疾病诊治中国专家共识》，摘要如下。

IgG4 相关性疾病是新被定义的一种由免疫介导的慢性炎症伴纤维化的疾病。组织病理表现为以 IgG4 ＋浆细胞为主的淋巴、浆细胞浸润，并伴有席纹状纤维化、闭塞性静脉炎和嗜酸性粒细胞浸润。

该病几乎可累及身体的各个部位，少数患者仅有单个器官受累，而大多数患者则同时或先后出现多个器官病变。起病症状和临床表现因受累器官不同而复杂多样。不同脏器受累的患者的临床特点差异较大。

显著升高的血清 IgG4 水平和肿块样病灶是本病最常见的临床表现，肿块样病变和持续性免疫炎症反应导致的纤维化可对受累脏器及其周围组织造成压迫与不可逆的损伤，甚至会让器官功能衰竭。

本病对激素类药物高度敏感，但因肿块样病变易被误诊为肿瘤，导致部分患者接受不必要的手术治疗。

本病的受累器官平均为 3 ~ 4 个，发病机制的核心为免疫系统紊乱，淋巴细胞和浆细胞活化并在受累组织中浸润。血清 IgG4 升高是诊断和病情评估的重要指标，其水平与受累器官的数量和治疗反应指数呈正相关，是最重要的生物学标志物之一，但其特异性不高，故不是必要条件，应充分结合临床表现、影像学检查和病理检查结果。病理学是诊断的重要依据，尽量寻找可以做活检的靶器官。本病的综合评估工具推荐应用IgG4-RD RI。治疗目标为控制炎症，获得并维持缓解，保护脏器功能，目前的糖皮质激素仍为公认的一线药物，传统免疫抑制剂及生物制剂都是按疾病控制情况评估后联合治疗的方式。治疗期间要注意免疫抑制后的感染发生。本病容易复发，终生需要随访及评估，随时改变治疗方案。

参考文献

张文，董凌莉，朱剑，等. IgG4 相关性疾病诊治中国专家共识. 中华内科杂志，2021，60（3）：192-206.

周佳鑫，张文.《IgG4 相关性疾病诊治中国专家共识》解读. 临床肝胆病杂志，2021，37（9）：2062-2065.

病例 11

腹痛的真相

朱林文思　范一宏

（浙江中医药大学附属第一医院消化内科）

1. 病例介绍

（1）患者基本情况

基本信息： 男，52 岁。

入院时间： 2019 年 4 月 16 日。

主诉： 反复上腹痛 20 多天，加重 1 周。

现病史： 患者 20 多天前无明显诱因下出现上腹痛，位置固定于脐上方，呈阵发性隐痛，与体位变化及进食无关，无恶心呕吐等不适，未予特殊处理，疼痛发作时静脉注射解痉类药物治疗，疼痛有所缓解。近 1 周来上腹痛加重，呈持续性，疼痛剧烈时伴恶心呕吐，无发热，解痉类药物无效。现每日上腹部隐痛伴烧灼感，不定时爆发剧痛 1 ~ 2 次，位置固定，呈绞痛，无放射痛，伴恶心呕吐。呕吐物为胃内黏液，可见胆汁混杂，呕吐后疼痛未见缓解。无明显四肢抽搐，无视物变形，解痉类药物无效，肌肉注射地佐辛 5mg 后疼痛得到缓解。

既往史： 体质一般，有高血压病史 10 多年，血压控制可。有支气管哮喘病史 4 年多，否认其他重大病史，否认传染病史，否认过敏史，否认其他手术史、外伤史及输血史。

个人史、家族史： 无殊。

（2）入院查体

T 37.0℃，P 98bpm，R 18bpm，BP 93/62mmHg。神清，精神软，浅表淋巴结未及肿大，全身皮肤及巩膜无黄染，颈软无抵抗，心肺未及异常，腹平软，上腹部压痛而无反跳痛，全腹未扪及包块，肝脾肋下未及，肠鸣音正常，双肾区无叩痛。

（3）入院后辅助检查

1）血常规＋CRP：WBC 10.0×10^9/L↑，N 71.8%，E 10.4%↑，Hb 159g/L，CRP 9.20mg/L↑。

2）生化：葡萄糖 6.52mmol/L↑，尿酸 530μmol/L↑，肌酐 102μmol/L，肝功能无异常。

3）肌钙蛋白：高敏肌钙蛋白–I 0.013μg/L。

4）凝血类：D–二聚体 3.18mg/L FEU↑。

5）血沉：39mm/h↑。

6）过敏原检测：IgE 125.50IU/mL↑。

7）肿瘤标志物：CA153 38.27U/mL↑。

8）ANA、ANCA、大便常规、尿常规、血铅：均正常。

9）颈动脉＋椎动脉＋锁骨下动脉彩超：未见异常。

10）腹部及泌尿系统超声：脂肪肝；右肾囊肿声像；前列腺增大声像。

11）胸部螺旋CT平扫：右侧胸膜结节样增厚；两侧肺门及纵隔多发淋巴结影；部分钙化。

12）全腹CT增强：肝内小钙化灶；双肾小结石，右肾囊肿；前列腺增大。

13）24小时脑电图：未见明显异常。

14）PET–CT：胃壁FDG摄取稍增高，SUV_{max}=2.7。十二指肠近水平部见黏膜结节样突起，FDG摄取增高，SUV_{max}=2.4；直肠

FDG 摄取增高，SUV$_{max}$=3.7。有胃肠炎的可能，十二指肠息肉待查，请结合胃镜。

15）胃镜（图 11.1）：慢性非萎缩性胃炎伴糜烂。

16）胃镜病理（图 11.1）：（食管）少量增生鳞状上皮。（胃窦）中度慢性浅表性胃炎伴嗜酸性粒细胞浸润（约 40 个/HPF）。（胃体）中度慢性浅表性胃炎伴嗜酸性粒细胞浸润（约 100 个/HPF），病变符合嗜酸性粒细胞性胃肠炎。（十二指肠球部）黏膜中度慢性炎伴糜烂、少量的嗜酸性粒细胞浸润。（十二指肠降部）黏膜中度慢性炎伴嗜酸性粒细胞浸润。

17）肠镜：结肠镜检查无明显异常。

18）胶囊内镜：小肠多发黏膜充血、水肿、糜烂。

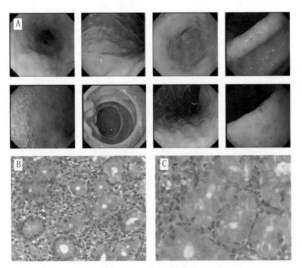

图 11.1 胃镜及病理

A：胃镜镜下示慢性非萎缩性胃炎伴糜烂。B：病理示"胃窦"中度慢性浅表性胃炎伴嗜酸性粒细胞浸润（约 40 个/HPF）。C：病理示"胃体"中度慢性浅表性胃炎伴嗜酸性粒细胞浸润（约 100 个/HPF），病变符合嗜酸性粒细胞性胃肠炎

2. 初步思维过程

本例患者为中年男性。本例的临床主要特点：1）病程较短，症状体征不相符合。2）症状缺乏特异性，以腹痛为主。3）体格检查：上腹轻压痛，余无阳性体征。4）辅助检查：外周血嗜酸性粒细胞升高，影像学检查无特异性。5）解痉治疗无效，阿片类药物镇痛。6）患者既往有支气管哮喘病史。

需要鉴别：1）肠系膜上静脉血栓形成：临床表现多为腹痛或腹部不适，常有排便规律改变，包括腹泻或便秘等前驱症状。早期患者的症状常不典型，查体亦无明确体征，仅表现为不确定的腹部深压痛，各项化验及辅助检查也无特异性变化。进展期后，患者的症状多突然加重，腹痛剧烈，呈持续性但定位不确切，常需强镇痛剂（如布桂嗪或哌替啶）方能暂时缓解，可伴有继发性肠梗阻和腹膜炎症状。可通过肠系膜血管造影等检查来明确诊断。2）腹型癫痫：临床表现多为发作性短暂腹痛。本病的腹痛呈周期性反复发作，持续几分钟至几小时，发作与终止突然。疼痛部位多位于脐周，也可涉及上腹部，常伴有恶心、呕吐、腹泻。发作期间无意识丧失，但常有某种程度的定向力障碍、精神模糊等改变。多见于儿童，少见于成年人。可通过脑电图明确诊断。3）腹型紫癜：临床症状腹痛常作为首发症状出现，常为发作性绞痛或钝痛，疼痛的位置不固定，性质剧烈，多在左、右下腹或脐周，发作时常持续1~2h，但体征不明显，一般无腹肌紧张，压痛较轻，可伴有恶心、呕吐、腹泻与黑便。多见于儿童。在未见皮疹时难以确诊。4）嗜酸性粒细胞性胃肠炎：临床表现为上腹部痉挛性疼痛，伴恶性、呕吐、发热，发作无明显规律性，可能与某些食物有关，用抗酸解痉剂不能缓解，但可自行缓解。嗜酸性粒细胞在胃肠道浸润，可表现为局限性或弥漫性浸润并且伴或不伴有外周血嗜酸性粒细胞升高，常见的浸润部位是胃和小肠，较少浸润结肠，临床表现具有多样性和非特异性，80%患者的血常规检查可见嗜酸性粒细胞增多，黏膜型患者的表现更为明显。骨穿、内镜活检、腹水检查中有大量的嗜酸性粒细胞浸润是诊断的关键。

综上，结合症状、病史、辅助检查、病理结果，诊断嗜酸性粒细胞性胃肠炎。

3. 后续诊疗经过

诊断为嗜酸性粒细胞性胃肠炎，予泼尼松 40mg po qd。患者的症状得到缓解，3 周后开始有规律地减量，此后症状未再次出现。

4. 最终诊断

最终诊断为嗜酸性粒细胞性胃肠炎。

5. 疾病诊疗难点

该患者因腹痛入院，症状缺乏特异性，症状与体征不平行，内镜下无特殊表现，需要临床医生与病理医生重复沟通，共同诊断。

6. 疾病知识回顾

嗜酸性粒细胞性胃肠炎（eosinophilic gastroenteritis，EG），是以嗜酸性粒细胞在胃肠道浸润为特征的疾病，可表现为局限性或弥漫性浸润，并且伴或不伴有外周血嗜酸性粒细胞升高。常见的浸润部位是胃和小肠，较少浸润结肠。临床表现具有多样性和非特异性，症状取决于受累器官和受累程度，例如胃、十二指肠、结肠或胃肠道中的多个位置；如果嗜酸性粒细胞渗入肌肉层，可能会发生梗阻或穿孔；侵犯浆膜下层，则会出现腹水。发病率约为 1/10 万，任何年龄均可发病，高峰年龄为20～50岁，男女比为2∶1。多达50%的嗜酸性粒细胞性胃肠炎患者有过敏性疾病史，例如哮喘、鼻炎、药物和食物过敏以及湿疹。炎症是由嗜酸性粒细胞浸润和脱粒引起的。

嗜酸性粒细胞性胃肠炎的诊断标准包括：存在胃肠道症状，胃肠道的嗜酸性粒细胞浸润，排除寄生虫以及其他全身性疾病。80%EG患者的血常规检查中可见嗜酸性粒细胞增多，黏膜型患者的表现更为明显。当外周血嗜酸性粒细胞绝对计数>600/L时需考虑该病，但不是确诊依据。骨穿、内镜活检、腹水检查或手术见嗜酸性粒细胞浸润，并且嗜酸性粒细胞计数>20/HPF是确诊EG的关键。对高度疑似EG的患者需行胃肠道多点活检（至少6点），上消化道黏膜嗜酸性粒细胞计数>20/HPF，下消化道黏膜嗜酸性粒细胞计数>60/HPF，可以诊断为EG。值得注意的是，即使胃肠道多部位活检均未见无嗜酸性粒细胞浸润，也不能排除该病，因为部分患者的黏膜病变可呈不连续的散状分布。

EG根据未经治疗的患者的血常规嗜酸性粒细胞计数，可分为：轻度（600～1500/L）、中度（1500～5000/L）、重度（>5000/L）。胃肠道的病变程度与嗜酸性粒细胞计数无明显相关性。

大多数患者最初接受全身性类固醇皮质激素治疗[0.5～1.0mg/（kg·d），持续5～14天]，据报道其缓解率高达90%。一旦症状得到控制，皮质类固醇通常会在2～4周内逐渐缩小。激素治疗的适当持续时间未知，复发通常需要长期治疗。伴有食物过敏的病例可以使用消除饮食治疗，禁食几天后也可以自发恢复。

参考文献

崔伟伟.嗜酸性粒细胞性胃肠炎临床及内镜特点分析.中国保健营养，2020，30（30）：69.

蒋学佩

（温州医科大学附属第一医院消化内科）

1．病例介绍

（1）患者基本情况

基本信息：女，33岁，未婚。

入院时间：2019年3月29日。

主诉：反复腹泻6个多月。

现病史：患者6个多月前无明显诱因下出现腹泻，每天约2～4次，最多13次/天，不成形，含黏液，无脓血，无发热，伴腹胀，予调节肠道菌群等对症治疗后症状无缓解。3个月前我院门诊肠镜提示：全大肠溃疡性病变。病理：（直肠）黏膜多发性浅表溃疡形成，考虑溃疡性结肠炎，予巴柳氮钠等治疗后腹泻有好转。为求复查肠镜（5-氨基水杨酸治疗3个月）及进一步明确诊断，以"结肠溃疡性病变 溃疡性结肠炎？"收治入院。患者起病来，神清，精神可，胃纳、睡眠尚可，体重无明显减轻。

既往史：否认高血压病、糖尿病史，否认肝炎、结核等传染病史，否认食物、药物过敏史，否认输血史，否认家族遗传病史。2016年9月28日，我院神经外科行右颞开颅肿瘤切除术，患者术后服用替莫唑胺、托吡酯、中药近2年，停药3个月。

个人史：职员，无吸烟史、饮酒史，月经史正常。

家族史：父母、兄弟姐妹健在，均体健。

（2）入院查体

BMI 22.7kg/㎡，T 36.8℃，P 107bpm，BP 111/77mmHg，R 20bpm。神志清，精神可，皮肤、巩膜无黄染。全身浅表淋巴结未触及。两肺呼吸音清，未闻及干湿性啰音。心律齐，各瓣膜区未闻及病理性杂音。双下肢无浮肿。双肾区无叩痛，神经系统检查无殊。专科查体：腹平坦，腹壁柔软，无压痛，无反跳痛，未触及肿块，肝脾肋下未触及，胆囊未触及，Murphy's 征阴性，移动性浊音阴性。肠鸣音正常，4～6次/分。

（3）辅助检查

入院前辅检

1） 肠镜（图 12.1）：全结肠见广泛黏膜充血糜烂，多处见溃疡形成。

2） 肠镜病理（图 12.2）：（直肠）黏膜多发性浅表溃疡从而形成伴黏膜慢性活动性炎。伴炎性纤维素性渗出，黏膜绒毛状改变，固有层泡沫细胞增多。

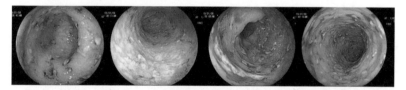

图 12.1 肠镜

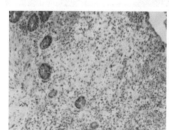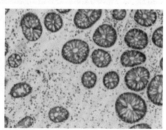

图 12.2 肠镜病理

入院后辅检

1) 三大常规: Hb118g/L, 粪OB (＋), 粪便WBC (－)、RBC (－)。

2) 血生化: 白蛋白 35.2g/L。

3) 炎症指标: CRP、ESR正常。

4) 肿瘤指标: 阴性。

5) 免疫系列: 抗核抗体系列、ANCA系列、肝抗原谱、IgG4均为阴性。

6) 感染指标: EBV、CMV、TORCH系列、肝炎系列、T-Spot、粪便培养、粪便艰难梭菌 *C.diff* 均为阴性。

7) 肠镜 (图 12.3): 直肠、乙状结肠、降结肠、横结肠、升结肠、盲肠黏膜粗糙、散在、糜烂, 血管纹理模糊。

8) 肠镜病理 (图 12.4): (盲肠) 活动性慢性结肠炎, 隐窝明显减少, 基底浆细胞增多; (升结肠) 活动性慢性结肠炎; (横结肠) 大肠黏膜, 部分隐窝结构改变; (乙状结肠) 大肠黏膜, 隐窝结构改变; (直肠) 活动性慢性结肠炎, 基底浆细胞增多; 考虑炎症性肠病, 因病变较弥漫, 倾向溃疡性结肠炎, 请结合临床。

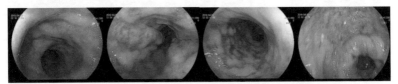

图 12.3 入院后复查肠镜

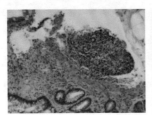

图 12.4 复查肠镜病理

9）　小肠CT（图12.5）：回盲部–升结肠局部肠壁增厚，呈斑片、线样强化，增强后延迟期肠腔内见造影剂涂抹，周边见数个小淋巴结显示。提示存在出血可能，请结合内镜。所示各段小肠管壁未见明显异常增厚。

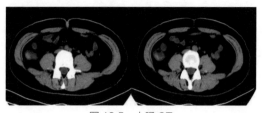

图 12.5　小肠 CT

2. 初步思维过程

入院时病情总结：1）患者为育龄期女性，有慢性病程；2）因"反复腹泻6个多月"入院；3）既往颅内肿瘤切除术后，术后服用抗肿瘤药物、抗癫痫药、中药近2年，已停药3个月；4）入院前肠镜提示全大肠溃疡性病变，病理提示"直肠"黏膜多发性浅表溃疡形成伴黏膜慢性活动性炎。伴炎性纤维素性渗出，黏膜绒毛状改变，固有层泡沫细胞增多。入院后肠镜提示全大肠黏膜粗糙、散在、糜烂，血管纹理模糊。多点活检病理提示活动性慢性结肠炎，隐窝结构改变，隐窝数量减少，基地浆细胞增多，倾向于溃疡性结肠炎。

入院时诊断思路：1）结合患者的临床症状及入院前后两次肠镜与病理结果，患者服用5–氨基水杨酸制剂后腹泻症状有所改善。2）结合临床表现、辅助检查，暂不考虑感染性肠病、缺血性肠病、肠道肿瘤。患者虽有抗肿瘤药物、抗癫痫及中药服用史，但服用时间长，前期很长一段时间无不适，目前已停药3个月，暂不考虑药物性肠黏膜损伤。

入院后最终诊断及治疗：溃疡性结肠炎（初发型，全结肠型，活动期，中度），给予美沙拉秦1.0g po qid带药出院，随诊复查。

3．后续诊疗经过

随诊情况：出院后患者偶有恶心、腹胀，轻度腹泻；患者的依从性不佳，自行减量美沙拉秦。曾建议复查肠镜，但患者拒绝。

二次入院：患者出院 1 年多后（2020 年 8 月 14 日）因进食不洁食物后出现腹部不适，伴腹泻，1 天 8 次，含黏液血丝，无发热，拟"溃疡性结肠炎，活动期，感染性肠炎？"收治入院。

入院后辅助检查

1）血常规：WBC 5.4×10^9/L，Hb 118g/L，PLT 305×10^9/L。

2）粪便常规：OB 阳性；粪便钙卫弱阳性；粪便培养及艰难梭菌 *C.diff* 阴性。

3）ESR：45mm/H。

4）感染指标：EBV、CMV 感染系列阴性，T-Spot 阴性。

5）肠镜（图 12.6）：直肠、乙状结肠、降结肠、横结肠、升结肠、盲肠黏膜粗糙、糜烂，表面见不规则溃疡，覆白苔，血管纹理消失，肠管僵硬，在肠腔见新鲜血迹，血管纹理消失。回肠末段 10cm 未见异常。

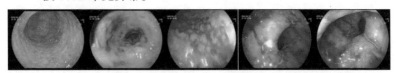

图 12.6 第二次入院肠镜

6）肠镜病理（图 12.7）：（升结肠）活动性慢性结肠炎，固有层纤维增生伴泡沫样组织细胞增多，隐窝基底增宽；（横结肠）活动性慢性结肠炎，固有层纤维增生伴泡沫样组织细胞增多，隐窝基底增宽；（直肠）活动性慢性结肠炎，固有层纤维增生伴泡沫样组织细胞增多，隐窝基底增宽；结合病史，符合溃疡性结肠炎（轻中度活动），伴治疗后改变。

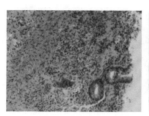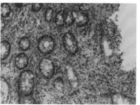

图 12.7　第二次入院肠镜病理

后续病情变化：

　　患者在肠镜后第 2 天开始解少量血便，第 7 天开始反复解暗红色血便，量约 300 ~ 500mL，伴冷汗、黑蒙。查体：苍白貌，神志清，BP 99/60mmHg，HR100bpm，腹软，肠鸣音活跃。辅助检查：Hb 69g/L，粪便 OB 阳性。考虑活动性消化道出血（活检后？疾病活动？），予止血、输血支持治疗，排除中毒性巨结肠等内镜禁忌后行床旁急诊内镜。

1）　急诊内镜（图 12.8）：盲肠溃疡伴结肠出血，回盲瓣旁见血管残端，覆血痂，触碰后有渗血，予 5 枚止血夹夹闭创面，退镜 55cm 见大小约 0.3cm×0.4cm 的黏膜发紫，周围有少许渗血，予 1 枚止血夹夹闭，全结肠见多发糜烂、浅隆起。

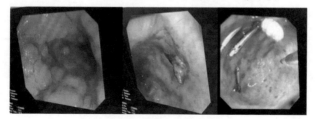

图 12.8　急诊内镜止血

4．进一步的思维过程

　　疑问：溃疡性结肠炎是否成立？

诊断思路：1）患者的慢性病史时间大于 3 个月；2）症状有腹泻、黏液血便；3）肠镜：全大肠溃疡性病变，病理：隐窝结构改变，基底浆细胞浸润；4）患者于 2016 年 9 月行右颞叶胶质母细胞瘤切除术。术后 1 个多月开始服用替莫唑胺（化疗药物）、托吡酯（抗癫痫药物），联合中药治疗（水蛭、蜈蚣、天龙、地龙、全蝎、当归、三七等）。术后 6 个多月，患者出现恶心呕吐、反酸等症状，对症治疗后好转。2018 年 9 月，患者的症状加重，出现腹胀、腹泻，对症治疗无缓解。2019 年 1 月，患者出现腹泻加重，肠镜提示：全大肠溃疡性病变，停用替莫唑胺，服用水杨酸制剂（巴柳氮钠、美沙拉秦），症状好转。2019 年 5 月，再次服用替莫唑胺，门诊随访期间不规则服用美沙拉秦，有反复腹泻的情况。2020 年 8 月，出现血便。患者的症状与替莫唑胺用药史似乎存在一定的关联。查询相关资料显示替莫唑胺存在消化道不良反应（美国食品药品监督管理局的数据）——常见的表现有恶心（1091 例），呕吐（803 例），腹泻（333 例）；少见的表现有消化道出血（43 例），结肠穿孔（29 例）。故针对患者的上述表现，需考虑药物性结肠炎的可能，但尚未明确。

后续治疗：经过内镜下止血后未再出血，患者的症状好转。暂停化疗药物，同时予足量的美沙拉秦进行规范治疗，3 个月后复查内镜（图 12.9）提示全大肠未见明显异常。

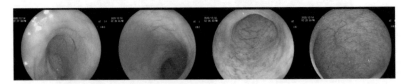

图 12.9　治疗 3 个月后复查内镜

5. 最终诊断

最终诊断为药物性结肠炎、颅内肿瘤术后。

6. 疾病诊疗难点

患者的临床表现、内镜检查、病理结果均导向溃疡性结肠炎的诊断，同时患者服用 5-氨基水杨酸制剂后有疗效。另外，患者在服用抗肿瘤药物前期，很长一段时间内无明显的肠道症状，故前期排除了药物性结肠炎的可能性。

7. 疾病知识回顾

药物性结肠炎是药物相关性肠炎中的一种，是服用了对肠道黏膜具有损伤作用的药物后而形成的结肠炎。常见的药物包括抗生素、非甾体类药物、抗肿瘤药物、蒽醌类通便药等。近年来，药物性结肠炎的发病率呈明显上升趋势，药物性结肠炎的临床表现、内镜下表现均无特异性，有时常与炎症性肠病、缺血性肠病、感染性结肠炎相混淆，故对药物性结肠炎的及时诊断带来一定的困难。因此，临床医生需重视以提高对该疾病的认知和诊断率。药物性结肠炎在内镜下分为伪膜性结肠炎及出血性结肠炎两大类。伪膜性结肠炎主要表现为腹痛、腹泻，内镜下的早期表现为黏膜充血、糜烂和浅溃疡，后期黏膜表面覆有黄白色或黄绿色假膜，严重者可融合成片，呈不规则、弥漫性分布。病理组织学可见纤维素渗出、大量的中性粒细胞、嗜酸性粒细胞、坏死细胞及黏液，有时可见杯状细胞数量增多伴肿胀，散在上皮糜烂、坏死，固有层水肿，黏膜下充血水肿。出血性结肠炎常表现为腹痛、腹泻及血便；内镜下表现为弥漫性黏膜充血、水肿、糜烂及溃疡形成，尤其以渗血、出血显著，没有假膜。病理组织学可见结肠黏膜充血、水肿伴有小出血灶，主要由单核细胞构成，炎性细胞浸润少，可伴有杯状细胞减少，表层上皮细胞脱落。不同的药物的致病机理有所不同，如抗生素的发病机制包括药物直接对肠黏膜造成损伤。此外，还可以通过破坏肠道微生态，增加致病菌。非甾体消炎药可直接损伤肠道黏膜，此外可抑制前列腺素的合成，使得肠道黏膜的保护性屏障受损。抗肿瘤药物的发病机制不明确，可能的机制包括药物对肠道上皮细胞具有直接的毒副作用、抗血管作用，以及大多数抗肿瘤药物具有骨髓抑制作用，可引起中性粒细胞数量减少，易使肠道病原菌侵入肠黏膜而发生炎症。蒽醌类导泻剂可诱导肠道细胞凋亡，使结肠上皮细胞受损，组织碎片和凋亡小体被固有层巨噬细胞吞噬，巨噬细胞的溶酶体转化为脂褐素或其他色素，最后导致结肠黑变病。药物性结肠炎的诊断标准包括以下几点：具有明确的用药史，停用致病药物后症状消失；具有药物性结肠炎的临床表现；符合上述内镜下及病理组织学特点；药物激发试验阳性；排除其他原因所致的结肠炎。药物性结肠炎治疗上首先停用致病药物，同时予以对症支持治疗，水杨酸制剂、益生菌也有一定的作用，重症患者可短期应用激素治疗。

参考文献

何泉，贾梦楠，周国华，等.80例药物性结肠炎回顾性分析.临床消化病杂志，2017，29（4）：243-246.

彭娅，杨瑜明，刘鹏，等.22例伪膜性结肠炎临床特征分.胃肠病学，2012，17（9）：545-549.

邱竹箐，李琴，陈东风，等.药源性显微镜下结肠炎与药物性结肠炎的诊治进展.胃肠病学和肝病学杂志，2022，31（6）：696-700.

HAMDEH S, MICIC D, HANAUER S. Drug-induced colitis. Clin Gastroenterol Hepatol, 2021, 19（9）：1759-1779.

病例 13

腹痛、发热的真凶

王玲玲　黄　勤　叶丽萍

[台州恩泽医疗中心（集团）恩泽医院消化内科]

1. 病例介绍

（1）患者基本情况

基本信息： 女，73 岁，已婚。

入院时间： 2019 年 11 月 8 日。

主诉： 上腹痛 10 多天，发热 5 天。

现病史： 患者 10 多天前无明显诱因下出现上腹阵发性胀痛，无恶心呕吐，无眼黄、尿黄，无肛门停止排气、排便，无胸痛、胸闷，无畏寒、发热等不适，并持续存在，期间均未诊治。5 天前出现发热，测体温最高为 38.2℃，无头痛，无咳嗽、咳痰，无尿急、尿痛等不适，曾在当地医院予对症治疗后腹痛好转，但反复发热，体温波动在 38℃上下。门诊查血常规：白细胞计数 6.5×10^9/L，血红蛋白 116g/L，血小板计数 114×10^9/L。生化：ALT 36U/L，总胆红素 22.6μmol/L。腹部 CT 提示：肝内外胆管扩张、积气，门诊拟"胆道感染"收治入院。患者起病来，神志清，精神软，胃纳、睡眠欠佳，体重无明显变化。

既往史： 有"2 型糖尿病"，4 年前因"胆囊结石"行"胆囊切除术"，2 年前因"胆总管结石"在当地医院行 2 次 ERCP；否认"肝炎、结核、心肺、肝肾"等脏器重大疾病史；否认外伤、输血史；否认"药物、食物"过敏史。

个人史: 农民, 否认吸烟、饮酒不良嗜好。

家族史: 父母已故, 兄弟姐妹健在, 均体健。

(2) 入院查体

BMI 27.8kg/ ㎡, R 20bpm, P 101bpm, T 38.2℃, BP 145/72mmHg。神志清, 皮肤、巩膜无黄染, 双下肢未见皮疹, 全身浅表淋巴结未及肿大, 心肺查体无异常。腹软, 上腹压痛, 无反跳痛, 胆囊未及肿大, Murphy's 征阴性, 移动性浊音阴性。双肾区无叩痛, 神经系统检查无殊。

(3) 入院后辅助检查

1) 血常规: 白细胞计数 5.8×10^9/L, 血红蛋白 108g/L↓, 血小板计数 120×10^9/L↓。

2) 生化: ALT 29U/L, AST 49U/L↑, 碱性磷酸酶 71U/L, γ-GT 20U/L, 白蛋白 34.7g/L↓。

3) 超敏C-反应蛋白: 16.85mg/L↑。

4) 粪常规、大便培养、尿常规、T-Spot、PPD、结核分枝杆菌抗体、免疫四项检查、抗中性粒细胞胞浆抗体、抗核抗体全套、流感病毒抗体、EB病毒、肥达氏、外斐氏未见明显异常。

2. 初步思维过程

入院时病情总结: 1) 患者为老年女性, 急性起病; 2) 既往有"胆囊结石"且行"胆囊切除术", 有"胆总管结石"且在当地医院行 2 次 ERCP; 3) 因"上腹痛 10 多天, 发热 5 天"入院; 4) 辅助检查提示腹部CT平扫, 肝内外胆管扩张、积气。

入院时诊断思路: 1) 患者既往有胆囊结石 (行胆囊切除术) 及

胆总管结石（多次行ERCP）；2）本次因腹痛、发热入院；3）门诊影像学检查提示胆管扩张，临床上首先需考虑患者腹痛、发热是否与胆道感染相关。

入院初步诊断及诊疗计划：初步诊断为1）胆道感染；2）胆管扩张；3）2型糖尿病；4）胆囊切除术后；5）胆总管结石ERCP术后。诊疗计划：头孢他啶针联合甲硝唑针来控制胆道感染、硫酸镁注射液解痉止痛、奥美拉唑针抑酸护胃，并进一步完善MRCP、胸部CT等检查。

3. 后续诊疗经过

1）　MRCP（图13.1）：大肠、肝内外胆管积气、扩张；胆总管上段结石？（再次阅片，考虑与既往胆囊切除及ERCP相关。）

2）　腹部CT（图13.2）：肝内外胆管扩张、积气。

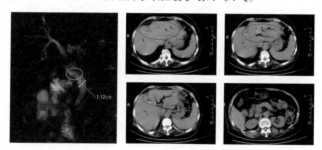

图 13.1　MRCP　　　　　　　图 13.2　腹部 CT

3）　胸部CT（图13.3）：两侧有少量的胸腔积液伴两下肺节段性不张；两肺散在炎症，心脏增大，主动脉、冠状动脉壁钙化；心

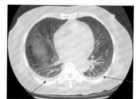

图 13.3　胸部 CT

包积液；纵隔淋巴结显示。

4） 病原微生物宏基因组检查：对送检样本进行DNA检测流程，检出恙虫病东方体特异性序列数33条，鉴定置信度99.0%。

5） 皮肤表现（图13.4）：治疗期间，患者出现左侧腋下疼痛，体检发现左腋下见一黄豆大小溃疡面，周边红肿不明显，未见结痂。

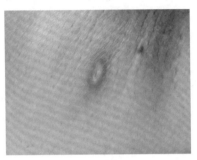

图 13.4 皮肤表现

6） 根据该患者的病原微生物宏基因组检查以及左侧腋下局部皮肤破损，诊断"恙虫病"。予"多西环素片1片口服bid诊治疗"1周后好转出院，出院后随访未再有发热及腹痛等不适，腋下溃疡消失。

4．最终诊断

最终诊断为恙虫病。

5．疾病诊疗难点

本例患者因"上腹痛10多天，发热5天"入院，既往有"胆囊切除术及胆总管结石ERCP术后病史"，进一步完善影像学检查发现存在胆管扩张，易误诊为胆道感染。最终，患者因出现左侧腋下疼痛，通过病原微生物宏基因组检查而得到最终的明确诊断。

6. 疾病知识回顾

恙虫病，又名<u>丛林斑疹伤寒</u>，由恙虫病东方体感染所致，鼠为传染源，通过恙螨叮咬传播，潜伏期 5 ～ 20 天。感染早期的临床表现复杂多样，无特异性。典型症状为发热；不典型症状包括腹痛、腹胀、恶心呕吐、头痛、头昏、咳嗽、咳痰、疲乏、全身酸痛等中毒症状；可出现呼吸困难或呼吸衰竭，严重者可出现表情淡漠、谵妄及心血管系统症状。

基本病理变化：全身小血管炎、血管周围炎及网状内皮细胞增生。特异性体征：叮咬部位的丘疹、溃疡或焦痂等皮肤损害（皮损）。

实验室检查：常规实验室的检测无法诊断，确诊需经血清学（比如外斐反应）、病原学检测证实；也可出现 AST、ALT 升高，嗜酸性粒细胞减少等。

治疗原则：早期的对症治疗及抗生素应用。一般治疗：卧床休息、保证热量和水电解质平衡。预防和治疗急性肾功能衰竭、弥漫性血管内凝血，尽早使用抗生素治疗继发感染，注意机会性感染。氯霉素和四环素类抗生素是首选（如多西环素），慎用糖皮质激素。

这个疾病易漏诊、误诊，在临床诊疗过程中，需注意病史询问（居住条件、环境卫生、是否有恙螨等叮咬史）以及全面的体格检查（特别是腋窝、外生殖器、腹股沟等隐蔽部位）。

参考文献

王英，李梅，许汪斌. 云南省 2017 至 2018 年重症恙虫病临床特征分析. 中华危重病急救医学，2019，31（8）：1018-1023.

吴飞，张文良，甘海忠. 恙虫病临床特征及并发器官损伤的危险因素分析. 热带医学杂志，2020，4：550-553.

周雪峰

（浙江省嘉兴市第二医院消化内科）

1. 病例介绍

（1）患者基本情况

基本信息： 男，52 岁。

入院时间： 2020 年 3 月 25 日。

主诉： 反复出现黏液血便 3 年多，再发 1 周。

现病史： 患者 3 年多前在无明显诱因及前驱症状下开始出现解黏液血便，4 ~ 5 次/天，每次量约 50g，无脓液，无呕血，无恶心呕吐，无反酸、嗳气，无腹胀、腹痛，无皮肤、眼白发黄，无乏力纳差，无消瘦，无发热、畏寒，当时于我院住院诊治（住院时间 2016 年 8 月 23 日—2016 年 9 月 1 日），查"胃镜提示浅表性胃炎、十二指肠球炎；肠镜提示炎症性肠病考虑，结肠多发息肉"，予"抗感染、抑酸、调节肠道菌群"及补液对症治疗后好转出院，出院诊断"炎症性肠病结肠息肉、慢性胃炎、十二指肠球炎、银屑病、肝囊肿、右肾囊肿"，出院后患者未有规律地服药及复诊。3 年多来患者的症状反复发作，自服"整肠生、消炎药"治疗下病情可缓解，具体不详。1 周前患者的上述症状再发，解黏液便 4 ~ 5 次/天，伴有腹胀，无腹痛、便血，无咳嗽、咳痰，无发热、畏寒，再次自行服用"整肠生、消炎药"后症状无改善，遂来我院就诊，查胸部 CT ＋腹部 CT 提示结肠壁广泛稍厚水肿，可符合炎症性肠病的表现，请结合临床及进一步检查。两肺多发实性小结节，建议半年复查；左冠状动脉壁局部硬化，右肝小囊性灶；腹部 B 超未见明显异常，诊断"结肠炎"，建议住院诊治，患者拒绝，遂予"整肠生、复方嗜酸乳杆菌"等药物治疗。1 天前开始解鲜血便 10 多次，每次量约 10mL，无腹痛、呕血，无发热、畏寒，要求住院，今为求进一步诊治拟"炎症性肠病"收住我科。

既往史： 无殊有"银屑病"史 5 年多，服用"维胺脂胶囊 2 片 3 次/天，复方青黛胶囊 3 片 3 次/天"，未有规律地服药，自述病情控制可。

个人史： 有烟酒嗜好 30 年，烟 10 支/天，白酒 2 斤/天。

家族史： 父亲因"胃癌"去世，母亲因"糖尿病"去世，有 2 姐，均健在，否认家族二系三代内有遗传性、传染性疾病史，否认家族其他成员有类似疾病史。

（2）入院查体

T 36.8℃，BP 131/91mmHg，R 20bpm，P 100bpm，神清，精神可，肝掌、蜘蛛痣（－），无贫血貌，全身皮肤、巩膜未见明显黄染，淋巴结未扪及肿大，双肺未闻及啰音，心律齐，腹软，腹壁静脉未显露，未见胃肠型及蠕动波，肝脾肋下未及，Murphy's 征阴性，全腹无压痛，无肌卫及反跳痛，麦氏点无压痛，腹部未扪及包块，肠鸣音正常，移动性浊音阴性，双肾区无叩击痛，双下肢无水肿。

（3）入院后辅助检查

1）　血液常规/hCRP、血沉 ESR、血凝/D-二聚体、生化＋甲状腺功能测定：正常。

2）　EB 病毒抗体四项联检、TOUCH 检测、肝炎系列、ANCA＋抗核抗体全套、结核分枝杆菌 T 细胞免疫反应：阴性。

3）　男肿瘤全套：铁蛋白 289ng/mL。

4) 输血三项＋乙肝三系：e抗体阳性，核心抗体阳性。

5) 胸部＋腹部CT（图14.1）：结肠壁广泛增厚水肿，符合炎症性肠病表现，请结合临床。两肺多发小结节，建议半年复查。

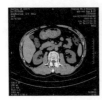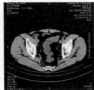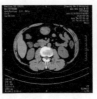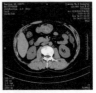

图 14.1　腹部 CT

6) 胃镜（图14.2）：慢性浅表性胃炎，十二指肠狭窄。

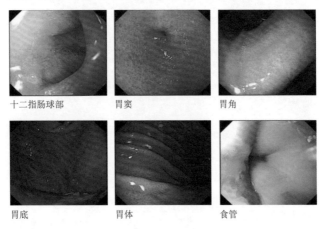

图 14.2　胃镜

7) 肠镜（图14.3）：结肠多发充血糜烂（结缔组织病？），结肠多发息肉。病理：（直肠活检）黏膜慢性炎。（乙状结肠活检）黏膜慢性炎伴淋巴组织增生。（横结肠活检）管状腺瘤伴低级别上皮内瘤变。（末端回肠活检）黏膜慢性炎伴淋巴组织增生。（盲底活检）黏膜慢性炎，固有层中见中等量浆细胞浸润。

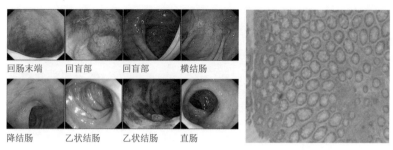

回肠末端	回盲部	回盲部	横结肠
降结肠	乙状结肠	乙状结肠	直肠

图 14.3　肠镜及病理

2．初步思维过程

1）患者为中年男性，有慢性病程；2）因"反复出现黏液血便3年多，再发1周"入院；3）CT及肠镜均提示结肠水肿、糜烂、出血，但病理无特征性提示。入院诊断：下消化道出血，考虑炎症性肠病？慢性胃炎？银屑病？肺部结节？

3．后续诊疗经过

患者选择药物保守治疗，予抑酸（奥美拉唑针）＋调节肠道菌群（复方嗜酸乳杆菌、整肠生胶囊）＋补液对症支持（葡萄糖、氯化钠、维生素C）。治疗期间，大便正常后继续服用银屑病药物（复方青黛胶囊3片1天3次），次日再次出现解血便症状，查询说明书后发现该药物有消化道出血的不良反应，当日起停服复方青黛胶囊，2天后患者再次开始解黄便。

4．最终诊断

最终诊断为药物性结肠炎、结肠多发息肉、银屑病、肺部结节。

5．疾病诊疗难点

本例患者不规律服用复方青黛胶囊，与消化道出血的时间并非完全一致，易导致漏诊、误诊，这也提示我们问诊的重要性及对不熟悉药物需查询说明书来排查药物的副作用。

6．疾病知识回顾

药物性结肠炎是由相关药物导致的一种局限于结肠黏膜及黏膜下层的急性或慢性炎症，疾病少见；可表现为局限性充血、缺损、溃烂。根据药物的不同，其大小、形态、深浅、发展过程也不一致，病变分布各异，部分病变可累及全结肠，多见于服用非甾体消炎药，也有案例报道服用减肥药致结肠溃疡。青黛相关缺血性结肠黏膜损伤，也有相关报道。该病的年龄分布广，女性多于男性，患者常因合并以下原发病而服用相关药物，包括特发性血小板减少性紫癜（idiopathic thrombocytopenic purpura，ITP），干燥综合征/原发性胆汁性肝硬化伴血小板减少，银屑病等。患者常服用复方青黛丸（胶囊）或升血小板胶囊，发病前服用1～12个月不等。临床表现均为腹痛及血便，部分血便前有水样便。除前述急性损伤外，部分患者可出现慢性损伤过程，表现为肠腔轻度狭窄。治疗主要是停用相关药物，对症治疗，及时处理预后。

参考文献

程吟楚，吴紫阳，石伟龙，等.基于回顾性真实世界数据的复方青黛胶囊上市后安全性评价.药物流行病学杂志，2021，30（8）：529-535.

何泉，贾梦楠，周国华，等.80例药物性结肠炎回顾性分析.临床消化病杂志，2017，29（4）：243-246.

高志强　林子闻

（浙江省宁波市医疗中心李惠利医院消化内科）

1. 病例介绍

（1）患者基本情况

基本信息：男，44 岁，已婚。

入院时间：2020 年 3 月 26 日。

主诉：大便次数增多 10 年，加重 3 个月。

现病史：患者的大便次数增多 10 年，每日 2～3 次，量不多，大便成形，伴有黏液，有排便不尽感。当时，我院及外院肠镜检查提示直肠病变，未进行正规诊治。10 年来上述症状反复，不定期服用"中药"治疗，效果不佳。3 个月前患者的上述症状加重，大便次数 4～5 次/天，量少，大便成形，伴有黏液，有排便不尽感。我院肠镜（2020 年 3 月 18 日）提示"考虑直肠侧向发育型肿瘤"，病理"管状腺瘤，低级别上皮内瘤变，另见少量的游离腺体乳头状增生伴不典型增生"。收入肛肠科住院，拟行手术治疗。

既往史：反复痔疮史。

个人史：吸烟 20 支/天 × 20 年，白酒 2 两/天 × 20 年。

婚育史：育有 1 女。

家族史：无殊。

（2）入院查体

生命体征平稳，身高 169cm，体重 52kg，BMI 18.2kg/m^2，余查体无殊。肛门指检：距肛缘 4cm 直肠右侧壁可触及新生物，质韧，活动度差，表面凹凸不平，退指指套无血染。

（3）辅助检查

肠镜检查（2020 年 3 月 18 日）（图 15.1）：考虑直肠侧向发育型肿瘤。

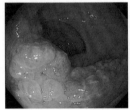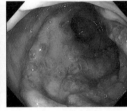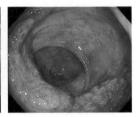

图 15.1　肠镜

肠镜病理：管状腺瘤，低级别上皮内瘤变，另见少量的游离腺体乳头状增生伴不典型增生。

三大常规、CRP、生化、凝血功能、抗梅毒螺旋体抗体、HIV 抗体、乙肝三系、肿瘤指标等未见异常。

腹部增强CT（图 15.2）：直肠下段管壁增厚，增强后明显不均匀强化，考虑直肠癌。

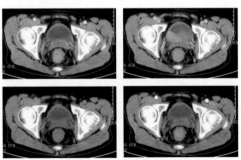

图 15.2　腹部增强 CT

肠增强MRI（图 15.3）：直肠下段局部肠壁欠光整，稍显凹凸不平，并可见结节状软组织影突出，较大者为 12mm，增强后强化尚均匀，肠腔稍狭窄，周围浆膜层清晰。

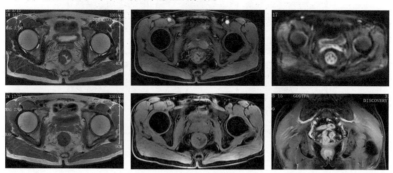

图 15.3　肠增强 MRI

2．初步思维过程

该病例存在两个疑问：1）如果侧向发育型肿瘤诊断成立，但患者的病史有 10 年，总病程是否太长？ 2）患者的病理提示腺瘤——但门诊当日放大＋染色肠镜（图 15.4）提示 JNET 分型 Ⅰ 型。

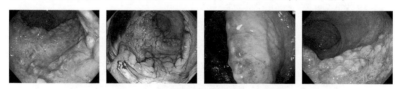

图 15.4　放大肠镜

3．诊疗经过

回顾病史，10 年前的肠镜（2009 年 7 月 6 日，图 15.5）：肛管及直肠距肛门约 5cm 内有一不规则肿块，表面有渗出、坏死、糜烂、出血及小结节，质地脆，边界不清，管腔狭窄。诊断：直肠肛管占位。病理：有少量的肠黏膜组织，上皮细胞增生，小区间质内肉芽组织增生。

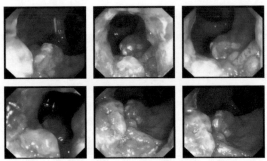

图 15.5 肠镜

2020 年 3 月 29 日峰回路转，患者的直肠病变存在疑问，经过与肛肠科医生协商后对患者目前的肿瘤诊断有疑问，遂转入消化内科进一步检查。

再次复查肠镜（2020 年 3 月 31 日，图 15.6）。

➤ 白光：直肠距肛门约 8cm 至齿状线附近可见一处扁平质软巨大隆起。

➤ JNET 分型：以 I 型为主。

➤ Pit pattern 分型：pit pattern I 型。

➤ 超声肠镜：黏膜肌黏膜下层增厚 5.7mm。

➤ EMR 大块活检。

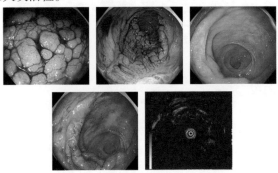

图 15.6 肠镜

EMR大块活检病理：（直肠）大肠黏膜，腺体腺瘤样增生，间质内见肌纤维增生，表面上皮脱落扭曲，黏液增多；（乙状结肠）管状腺瘤，低级别上皮内瘤变。大肠黏膜，隐窝扭曲，部分腺体腺瘤样增生，黏膜肌增生，腺体陷入，局灶表面上皮脱落扭曲，黏液增多。考虑黏膜脱垂综合征/孤立性直肠溃疡，请结合临床考虑。

患者在EMR大块活检后出血，予内镜止血治疗后好转出院。出院后乳果糖1袋 qd＋美沙拉秦栓 1.0g bid纳肛治疗，目前电话随访患者的大便次数正常，有少许黏液。

4. 最终诊断

最终诊断为孤立性直肠溃疡综合征（solitary rectal ulcer syndrome，SRUS）。

5. 疾病诊疗难点

患者的门诊肠镜提示直肠侧向发育型肿瘤，结合术前病理提示"管状腺瘤，低级别上皮内瘤变"，此时容易引起误诊而直接行手术治疗（病变较大且累及肛管内镜下的治疗困难）。如行外科手术治疗时，患者需长期保持人工肛门，其生活质量严重下降且存在潜在的医患纠纷风险。但诊断患者的过程中尚有两个疑问：1）患者的病史长达10年，前后两次肠镜照片对比显示，10年前的肠镜照片中的局部肿胀更为明显，这与直肠腺瘤/肿瘤的病程不符；2）患者的门诊肠镜放大NBI染色观察提示JNET分型Ⅰ型。JNETⅠ型往往提示为正常肠黏膜、增生性病变或炎症病变等，与腺瘤不相符，放大肠镜观察与病理结果不符。上述两点说明直肠腺瘤的诊断存在疑问，因而再次行大块活检并送上级医院病理会诊而最终明确诊断。

6. 疾病知识回顾

孤立性直肠溃疡综合征（SRUS）是一种不常见的直肠功能障碍，估计年发病率为十万分之一，常见于 30 岁的男性和 40 岁的女性，也见于儿童和老年人，女性发病率略多。临床表现常有黏液血便，从新鲜少量到需要输血的严重便血。其他症状包括里急后重、排便费力、大便习惯改变、大便失禁和肛门疼痛等。大约 26% 的患者没有症状。从症状出现到确诊时间是 3 个月到 30 年（平均为 5 年）。体格检查没有特异性，有症状者的体征主要局限于会阴部和直肠。SRUS 虽然被称为孤立性直肠溃疡综合征，但是内镜下发现只有 40% 的患者有溃疡，其中 20% 是孤立性溃疡，其余的表现为黏膜充血、息肉且其大小和形状各不相同。典型的 SRUS 的溃疡是周围黏膜充血的表浅溃疡，多位于距离肛门 5 ~ 10cm 的直肠前壁。SRUS 的最终诊断主要是临床症状结合内镜和组织学检查结果。

SRUS 目前尚无特效的治疗方法，高纤维素饮食及生活方式的改变对改善症状有一定的效果。糖皮质激素、柳氮磺吡啶、硫糖铝等药物可促进溃疡愈合，但不明确长期效果。保守治疗、生物反馈或直肠黏膜全层增厚及显著脱垂的难治性患者，可以选择手术治疗。手术治疗的疗效也不十分肯定。

参考文献

周慧聪. 孤立性直肠溃疡综合征. 国际消化病杂志，2010，30（6）：335-337.

MOJGAN F, MOHAMMAD D. Solitary rectal ulcer syndrome: a systematic review. Medicine, 2018, 97（18）：565.

ZHU Q C, SHEN R R, QIN H L, et al. Solitary rectal ulcer syndrome: clinical features, pathophysiology, diagnosis and treatment strategies. World J Gastroenterol, 2014, 20（3）：738-744.

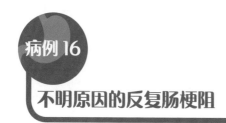

病例16

不明原因的反复肠梗阻

孙　聪　孙常波　王诗怡　戴春山

（浙江中医药大学附属宁波中医院消化科）

1. 病例介绍

（1）患者基本情况

基本信息：男，38 岁。

入院时间：2020 年 5 月 1 日。

主诉：反复出现脐周隐痛近 1 年。

现病史：患者在 2019 年 5 月于家中无明显诱因下出现脐周疼痛，呈绞痛，持续 3 ~ 4 天可以缓解，伴恶心呕吐，停止排气、排便，疼痛无放射，呕吐胃内容物，呕吐后腹痛减轻。至当地社区卫生院就诊，查胃镜：糜烂性胃炎；肠镜：未见明显异常。考虑"胃肠功能紊乱"，予泮托拉唑、莫沙必利等对症支持治疗，症状缓解。期间腹痛反复发作，2019 年 11 月上述症状再发。当地卫生院行全腹部 CT：1）小肠肠壁水肿、增厚伴周围渗出，考虑炎性改变；2）肠淤滞，建议随访来排除肠梗阻；3）盆腔有少量积液。诊断"胃肠炎"，予"来立信针 0.5g qd 抗感染、间苯三酚解痉止痛，泮托拉唑抑酸护胃"，出院后规律服用"援生力维 0.2g tid，左氧氟沙星 0.5g qd，地衣芽孢杆菌 0.5g tid"，症状好转。2019 年 12 月，因上述症状再发，至宁波某三甲医院查腹部增强 CT 示"低位肠梗阻、回盲部肠壁黏膜异常强化"，诊断"低位肠梗阻"，嘱患者服用"肠炎宁 1.5g qd"抗感染治疗，症状未好转。小肠CTE：回盲部肠壁黏膜异常强化，建议进一步检查，小肠肠腔扩张伴积液；行胶囊内镜检查，结果为阴性，2周后胶囊未排出。出院后仍有反复腹痛，为全腹部胀痛，伴恶心呕吐，排便后腹痛稍可缓解，无发热寒战，无黑便呕血。2020年3月，因上述症状反复，诊断不明，治疗几乎无效果，就去上海某著名三甲医院就诊，全腹部增强CT再阅片后暂不考虑克罗恩病，首先考虑CMUSE？淋巴瘤？结核？因疫情回宁波某三甲医院就诊，服用美沙拉秦口服治疗，症状未缓解。2020年5月来我院门诊，考虑上海某著名三甲医院诊断：CMUSE的可能性大，小肠镜不一定能取出胶囊。建议患者剖腹探查。患者表示考虑一下，同时继续服用美沙拉秦观察。专家门诊随诊。就诊3次后症状仍未缓解，疼痛程度较前增加，伴恶心呕吐，肛门停止排气、排便，无发热寒战，无胸闷气促等不适，再次来我院专家门诊就诊，查体：腹部明显膨隆，张力很高，叩诊时有明显鼓音。行腹部CT示：两肺及纵隔未见异常征象；腹部肠管多发扩张伴气液平，肠梗阻？为求进一步诊治，门诊拟"肠梗阻"收入外科。

既往史： 无殊。

个人史： 否认嗜酒史、吸烟史。

家族史： 父母体健，独生子，体健。否认家族二系三代成员中有遗传性疾病及类似疾病。

（2）入院查体

神志清，精神软，无特殊病容，皮肤、巩膜无黄染，无水肿，无皮疹，全身浅表淋巴结未及肿大。双肺呼吸音清，心率76bpm，心律齐，心音中。腹明显隆起，张力很高，叩诊鼓音。腹壁紧张，全腹部有压痛，无反跳痛及卫，未触及包块。肝脾肋下未及，胆囊未触及、无压痛，Murphy's征阴性，肾区叩痛无，肠鸣音亢进，移动性浊音阴性，双下肢不肿。

（3）辅助检查（图 16.1、图 16.2、图 16.3）

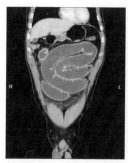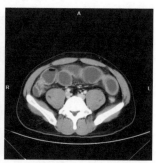

图 16.1　全腹部平扫＋增强：增强后见小肠肠管多发扩张，积液，回盲部周围的肠壁黏膜异常强化

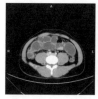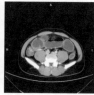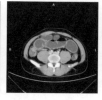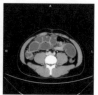

图 16.2　小肠 CTE：增强后见小肠肠管多发扩张，积液，回盲部周围的肠壁黏膜异常强化

➤　血常规：WBC 12×10^9/L ↑，N 71.6%，Hb 128g/L ↓，PLT 224×10^9/L，CRP 110mg/L ↑。

➤　生化：Alb 25.0g/L ↓。

➤　肿瘤标志物：CA125 50.2U/mL ↑，铁蛋白 326.91ng/mL ↑。

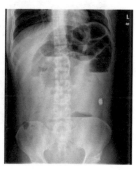

图 16.3　腹平片：左中腹部可见金属影，长径约为 20mm；腹部区见多个弓形充气扩张的肠曲，其内见长短不一的气液平，呈阶梯状排列，较长的气液平长约 6cm；片示腹部区未见明显异常密度软组织团块影；两膈下未见明显的游离气体。诊断：急性肠梗阻

2. 初步思维过程

病例特点：1）患者为38岁男性，反复出现脐周隐痛1年多；2）反复肠梗阻；3）两次肠镜检查时无阳性发现；4）多次腹部CT提示回盲部病变；5）胶囊滞留。入院诊断：肠梗阻。

回肠末端肠壁增厚鉴别：常见病因为TB、CD、腺癌、盲肠憩室炎、阑尾炎、细菌性回结肠炎、阿米巴病、淋巴瘤；少见病因为缺血、鸟型分枝杆菌复合体感染、系统性血管炎、GIST、转移瘤、脂肪瘤组织胞浆菌病、盲肠炎；罕见病有嗜酸性粒细胞性胃肠炎、子宫内膜异位、良性回盲瓣肥大、回盲瓣脂肪瘤、回盲部IgG4相关疾病。

3. 后续诊疗经过

该患者的病史长，病情反复，以长期、反复肠梗阻为临床表现，内科保守治疗无效，并且胶囊内镜滞留，腹胀症状在2个月内明显加重，此时进行小肠镜检查已经没有条件。患者同意消化内科和外科专家意见，做剖腹探查手术（图16.4）。手术标本及病理见图16.5。

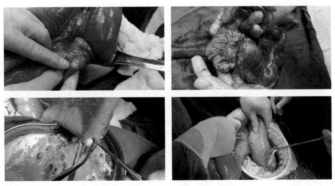

图16.4 术中情况：术中发现小肠胀气明显，远端结肠未见胀气，回盲瓣处狭窄明显，回盲部局部质地偏硬，肠内容物无法正常通过。回肠末端可见胶囊内镜，但未嵌顿，行右半结肠切除术

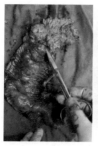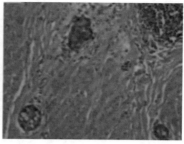

图 16.5　手术标本及病理

病理诊断：

➤ 标本类型：升结肠及部分回肠切除术标本。

➤ 肿瘤所在位置：阑尾及回盲部。

➤ 肿瘤大小：阑尾一条（长 4cm，直径 0.8cm）及回盲部见肿瘤散在分布。

➤ 组织学类型及浸润范围：结合免疫组化，可符合阑尾杯状细胞腺癌（旧称杯状细胞类癌），Ⅰ级，浸润阑尾全层达浆膜外纤维脂肪组织，并累犯回盲部全层达浆膜外纤维脂肪组织。

➤ 脉管内癌栓（＋），神经侵犯（＋）。

➤ 切缘情况：回肠及结肠切缘均为阴性。

➤ 淋巴结转移情况：肠周淋巴结（0/15）（转移数/淋巴结总数）。

➤ 其他检查：梗阻区肠壁内血管扩张、充血伴瘀血。

➤ 免疫组化：CK7（＋）、CK20（＋）、Ki-67（＋）5%、CDX-2（＋）、CK(pan)（＋）、CgA（＋）、CD56（＋）、Syn（＋）。

4. 最终诊断

最终诊断为阑尾杯状细胞癌 T3M0N0。

5．疾病诊疗难点

本例患者为青年男性，有慢性腹痛。肠镜、胶囊内镜检查中无阳性发现，但胶囊滞留，入院后提示回盲部强化、肠梗阻，仍不能明确诊断，后经手术最终确诊。

该病例给我们以下提示：回盲部增厚、肠腔狭窄不一定是IBD、ITB；也不一定是CMUSE；肠镜检查时应力争进入回肠末端，不能忽略阑尾开口；如果阑尾开口有异常，必要时就需要内镜下活检；当肠梗阻反复发作，症状逐步加重，诊断不明时，病程超过半年以上，要考虑剖腹探查；合理掌握肠梗阻手术处理指征，把握手术的最佳时机，让患者的获益最大化。

6．疾病知识回顾

原发性阑尾癌非常罕见，美国的流行病学数据显示10万人中每年约有1.2例发病。阑尾癌无特异性的症状，常表现为急性阑尾炎，并在手术标本的病理评估中被发现；在结肠镜检查或手术中因发现异常的阑尾口外观而被诊断出来，待发现时已发展至晚期。病理主要有结肠型腺癌、黏液腺癌、杯状细胞腺癌（goblet cell adenocarcinoma，GCA）和神经内分泌癌四种类型。杯状细胞腺癌（GCA）又称"杯状细胞类癌"，约占原发性阑尾癌的14%～19%。GCA是一种混合型肿瘤，既有上皮细胞，又有神经内分泌细胞，并且以肠型杯状细胞为特征。近期研究显示，相对于神经内分泌癌，GCA在免疫组化表型和生理特性上更偏向于腺癌。因此，2019年，世界卫生组织消化系统肿瘤分类将阑尾杯状细胞类癌命名为阑尾杯状细胞腺癌。患者的平均年龄为50～60岁，没有明显的性别倾向。

最常见的症状主要为急性/慢性腹痛，易与阑尾炎混淆。其他的临床表现为腹胀、肠梗阻等，多达 40% 的病例出现远处转移至腹膜、肝脏和/或卵巢。阑尾杯状细胞腺癌 TNM 分期与普通腺癌相同，其预后取决于肿瘤分期和肿瘤分级。多数为低级别，临床分期为 Ⅰ 或 Ⅱ 期，有报道约 1/3 低级别患者发生转移，高级别患者 50%～70% 为 Ⅳ 期。低级别患者的总生存时间为 84～204 个月。高级别和播散性肿瘤侵袭性强，总生存时间为 29～45 个月。目前关于杯状细胞腺癌的治疗，指南推荐行右半结肠切除术，对于术后发生淋巴结转移者，应采用 5-氟尿嘧啶方案行 6 个月的系统性化疗。肿瘤减瘤术及腹腔热灌注化疗对发生腹膜转移者有效。近期一项研究纳入 45 例仅有腹膜转移的 GCA 患者，71% 的患者接受了完整的肿瘤减灭术，80% 的患者接受了 HIPEC（MMC 或奥沙利铂），研究显示 52% 的患者出现淋巴结转移，接受了肿瘤减灭术和 HIPEC 患者的 3 年无病生存与总生存率分别为 43%、63%。

参考文献

AGARWALA R, SINGH A K, SHAH J, et al. Ileocecal thickening: clinical approach to a common problem. JGH Open, 2019, 3（6）: 456-463.

BOUDREAUX J P, KLIMSTRA D S, HASSAN M M, et al. The NANETS consensus guideline for the diagnosis and management of neuroendocrine tumors: well-differentiated neuroendocrine tumors of the jejunum, ileum, appendix, and cecum. Pancreas, 2010, 39（6）: 753-766.

KELLY K J. Management of appendix cancer. Clin Colon Rectal Surg, 2015, 28（4）: 247-55.

LAMARCA A, NONAKA D, LOPEZ E C, et al. Appendiceal goblet cell carcinoids: management considerations from a reference peritoneal tumour

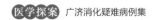
service centre and ENETS centre of excellence. Neuroendocrinology，2016，103（5）：500-517.

MCCONNELL Y J，MACK L A，GUI X，et al. Cytoreductive surgery with hyperthermic intraperitoneal chemotherapy：an emerging treatment option for advanced goblet cell tumors of the appendix. Ann Surg Oncol, 2014, 21（6）：1975-1982.

PAPE U F，PERREN A，NIEDERLE B，et al. ENETS consensus guidelines for the management of patients with neuroendocrine neoplasms from the jejuno-ileum and the appendix including goblet cell carcinomas. Neuroendocrinology，2012，95（2）：135-156.

REID M D，BASTURK O，SHAIB W L，et al. Adenocarcinoma ex‐goblet cell carcinoid（appendiceal‐type crypt cell adenocarcinoma）is a morphologically distinct entity with highly aggressive behavior and frequent association with peritoneal/intra‐abdominal dissemination：an analysis of 77 cases. Mod Pathol，2016，29（10）：1243-1253.

TANG L H，SHIA J，SOSLOW R A，et al. Pathologic classification and clinical behavior of the spectrum of goblet cell carcinoid tumors of the appendix. Am J Surg Pathol，2008，32（10）：1429-1443.

WHO Classification of Tumours Editorial Board. WHO classification of tumours. Digestive system tumours. 5th ed. Lyon：IARC Press，2019.

ZHANG K，MEYERSON C，KASSARDJIAN A，et al. Goblet cell carcinoid/carcinoma：an update. Adv Anat Pathol，2019，26（2）：75-83.

李亚芳

（浙江大学医学院附属金华医院消化内科）

1．病例介绍

（1）患者基本情况

基本信息：男，44 岁，已婚。

入院时间：2020 年 5 月 29 日。

主诉：腹痛、腹胀 4 天。

现病史：患者 4 天前无明显诱因下出现腹部阵发性隐痛，每次持续时间约 10 ～ 15 分钟，无放射痛，伴腹胀，进食后感恶心，无呕吐，肛门排气、排便减少，至我院就诊，查腹部 CT 提示：结肠及部分小肠扩张积气，周围间隙模糊。急诊予禁食补液解痉等对症治疗后，拟"不全性肠梗阻"收住入院。

既往史：体健。

个人史：农民，吸烟 10 年，约每天 10 支；否认饮酒史。

家族史：父母体健；兄弟姐妹健在，均体健。

（2）入院查体

BMI 20.1kg/㎡，R 18bpm，P110bpm，T 36.5℃，BP 129/89mmHg。神志清，皮肤、巩膜无黄染，全身浅表淋巴结未及肿大，心肺查体无殊。腹软，无明显包块，下腹轻压痛，无反跳痛，肠鸣音减弱

（约 2 次/分）。Murphy's 征阴性，移动性浊音阴性。双肾区无叩痛，双下肢无水肿，神经系统检查无殊。

（3）入院后辅助检查

1） 血常规、尿常规、粪常规＋隐血：未见异常。

2） 免疫球蛋白＋补体＋IgG4：未见异常。

3） 生化：白蛋白 35g/L↓。

4） 肿瘤标志物全套：未见异常。

5） 粪便艰难梭菌毒素、粪便细菌培养及药敏：阴性。

6） 尿常规、凝血谱、甲状腺激素全套、抗核抗体常规、抗心磷脂抗体、血沉、EB-病毒抗体三项检测、巨细胞病毒抗体、巨细胞病毒 DNA、HIV＋丙肝＋梅毒＋乙肝三系：阴性。

2. 初步思维过程

入院时病情总结：1）患者为中年男性，有急性病程；2）因"腹痛、腹胀 4 天"入院；3）急诊腹部 CT 提示结肠扩张明显。

入院时诊断思路：急性起病，急诊 CT 可见结肠扩张，未见明显占位及粪石梗阻，需进一步完善腹部增强 CT 及肠镜检查，排除 IBD、淋巴瘤、TB 或其他疾病。

入院初步诊断及诊疗计划：诊断不全性肠梗阻，予补液止泻，加强营养支持，完善小肠 CT，复查胃肠镜。

3. 后续诊疗经过

（1）诊疗经过一

1） 全腹部增强 CT（图 17.1）提示：乙状结肠增厚，建议肠镜检查；考虑伴不全性肠梗阻。

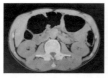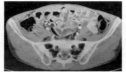

图 17.1　全腹部增强 CT

2）　肠镜（图 17.2）：末端回肠可见不规则样溃疡，CD？ TB？

3）　肠镜病理：末端回肠绒毛缩短，隐窝的数量较少，固有层内可见多量的淋巴细胞、浆细胞及中性粒细胞浸润，可见炎性坏死。

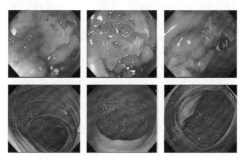

图 17.2　肠镜

4）　考虑诊断克罗恩病的依据不够充分，建议胶囊内镜检查，暂拒绝；美沙拉秦 1g po qid 及调节肠道菌群等对症治疗，带药出院。

（2）诊疗经过二

1）　2020 年患者再发肠梗阻后入住我院消化内科；急诊腹部CT（图 17.3）提示：结直肠及回肠肠壁扩张、积粪积气。

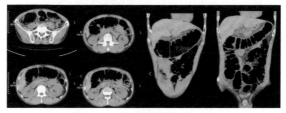

图 17.3　第二次急诊腹部 CT

2） 入院后予以禁食、补液、留置胃管，肠外营养、生大黄保留灌肠等治疗，患者的腹痛有所缓解，但腹胀仍较明显，腹部鼓音明显。

3） 碘海醇灌肠造影（图17.4）：肠道明显扩张。

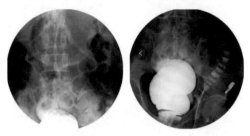

图 17.4 碘海醇灌肠造影

4） 根据患者既往的腹部CT检查表现多次提示横结肠及升结肠明显扩张，CT测量的最宽直径可达7.2cm，患者既往有顽固性便秘病史，考虑结肠类缘病的可能性大。

5） 患者转入肛肠科后行腹腔镜下全结肠切除术，术中可见横结肠扩张较为明显（图17.5）。

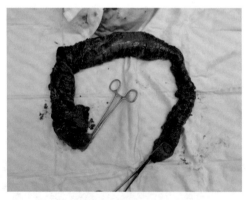

图 17.5 术中所见结肠

6） 术后病理（图17.6）：结肠黏膜慢性炎伴黏膜下及肌层内神经节较少以及消失，神经纤维增生，局灶肠壁扩张，肌层变薄。

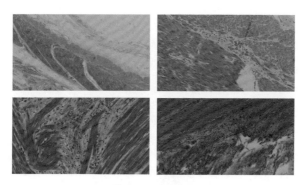

图 17.6　术后病理

4. 最终诊断

最终诊断为先天性结肠类缘病（hirschsprung disease allied disease，HAD）。

5. 疾病诊疗难点

患者急性起病，内镜提示回肠末端溃疡，易误诊为炎症性肠病等其他疾病，需临床医生仔细询问病史，根据患者的个体发病特点做进一步的检查及分析。

6. 疾病知识回顾

结肠类缘病，又称无神经节细胞性巨结肠、无神经节细胞症。其临床症状与先天性巨结肠（hirschsprung's disease，HD）的临床症状极其相似；巨结肠的远端肠壁内没有神经节细胞，处于痉挛狭窄状态，丧失蠕动和排便功能，致使近端结肠蓄便、积气，而继发扩张、肥厚，逐渐形成了巨结肠改变。其临床表现为顽固性便秘，偶见急性肠功能不全、完全性肠梗阻、小肠结肠炎；治疗上便秘的长期存在将影响营养物质的吸收，并且可引起小肠结肠炎等并发症。所以，应对这些患者给予相应的治疗。一些保守治疗措施，如缓泻剂、灌肠、开塞露等都可应用。保守治疗6个月仍无效者应行手术治疗。既往研究表明，神经节细胞减少症的患者不会随时间的变化而有所改善，需要切除病变的肠段。

参考文献

余亚雄，格忠德. 先天性巨结肠类缘病. 中华小儿外科杂志, 1991, 12（6）: 3.

Japanese clinical practice guidelines for allied disorders of Hirschsprung's disease, 2017. Pediatrics International, 2018, 60（5）: 400-410.

病例18

腹水诊断：不走寻常路

杨真真　朱　勇　陈幼祥

（南昌大学第一附属医院消化内科）

1. 病例介绍

（1）患者基本情况

基本信息： 女，56岁，已婚。

入院时间： 2020年6月11日。

主诉： 发现腹围增大20多天。

现病史： 患者于20多天前发现腹围较前增大，伴腹胀，进食后明显，伴双侧腰部隐痛，无放射痛，无明显加重及缓解因素，无低热、盗汗，无乏力、胸闷，无恶心呕吐，无双下肢水肿。遂于我院就诊，腹部CT提示腹水。现为行进一步诊治来明确腹水产生的原因，门诊拟"腹水待查"收入住院。患者自发病以来，精神、睡眠一般，饮食可，大小便正常，近期体重无明显改变。

既往史： 体健。

个人史： 无吸烟、饮酒史。

家族史： 父已故，死因为骨恶性肿瘤；母已故，曾患阿尔兹海默症；兄弟姐妹健在，均体健。

（2）入院查体

BMI 18.83kg/㎡，R 22bpm，P 99bpm，T 37.5℃，BP 125/96mmHg。

神志清，皮肤、巩膜无黄染，全身浅表淋巴结未及肿大，双肺呼吸音清，未闻及干湿性啰音。心律齐，各瓣膜区未闻及病理性杂音。腹部稍膨隆，触诊无压痛，无明显反跳痛。胆囊未及肿大，Murphy's 征阴性，移动性浊音阳性。双肾区无叩痛，双下肢无水肿，神经系统检查无殊。

（3）入院前辅助检查

1）2020 年 6 月 10 日妇科彩超：①老年性子宫；子宫肌瘤（2.4cm × 2.3cm）；宫腔积液；宫腔内低回声，考虑息肉？②腹水。

2）2020 年 6 月 10 日全腹部 CT（上中下腹）（平扫）：①大量腹水；②脾稍大；③子宫多发肌瘤，建议彩超；④食管裂孔疝；⑤两下肺有慢性感染灶。

（4）入院后辅助检查

1）腹水常规：黄色，浊度微混，无凝块，李凡他试验阳性，有核细胞总数 40 个 /μL。

2）腹水生化：总蛋白 42.1g/L，白蛋白 29.7g/L，球蛋白 12.4g/L，总胆红素 7.2μmol/L，肌酐 53.5μmol/L，尿素 4.5mmol/L，乳酸脱氢酶 293U/L，淀粉酶 52U/L，腺苷酸脱氨酶 7U/L。

3）腹水脱落细胞学检查：未见恶性肿瘤细胞。

4）腹水染色体细胞学检查：染色体标本中见极少量的轻度异型核，建议随诊。

5）血常规：WBC 5.12×10^9/L ↑，RBC 5.77×10^{12}/L，Hb 105g/L ↓。

6）血生化：TP 57.1g/L ↓，Alb 38.1g/L ↓，球蛋白21g/L，钾 3.44mmol/L ↓。肝肾功能、血脂、淀粉酶：未见明显异常。

7）肿瘤标志物：糖类抗原 724 指标值为 12.80U/mL ↑。

8）T-Spot：阳性。

9）PPD：阴性。

10）　其他检验：IgM、IgA、IgG，补体C3、C4，抗B_2-糖蛋白 1 抗体、抗肾小球基底膜抗体、抗心磷脂抗体、dsDNA、抗环瓜氨酸肽抗体、类风湿因子阴性、ANA谱-14 项、ANCA、抗核抗体均为阴性；大小便常规、血沉、降钙素原、C-反应蛋白、凝血功能、甲状腺功能、BNP正常；乙肝两对半示表面抗体阳性；新型冠状病毒、丙肝抗体、梅毒抗体、丙肝核心抗原、抗人类免疫缺陷病毒抗体均为阴性。

11）　心电图：窦性心律；部分导联t-改变；肢导联QRS低电压。

12）　胸部（平扫）＋全腹增强 CT（图 18.1）：①大量腹水；②脾稍大；③子宫多发肌瘤；④食管裂孔疝；⑤两肺慢性感染。

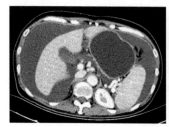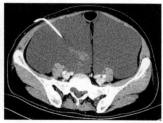

图 18.1　全腹增强 CT

13）　全身浅表淋巴结彩超：双侧耳前与耳后、颌下、颏下、颈部、锁骨上窝、腋窝、滑车上淋巴结、腹股沟窝未见明显异常的淋巴结回声。

14）　无痛胃镜：非萎缩性胃炎。

15）　无痛结肠镜：结肠息肉（钳除）。

2．初步思维过程

入院时病情总结：1）患者为中年女性，病程短；2）因"发现腹围增大 20 多天"入院，入院时有低热；3）患者无结核病史，无肝炎、肝硬化病史；4）患者无过敏史；5）辅助检查未提示妇科肿瘤及胃肠道肿瘤；6）CT提示有大量腹水，子宫多发肌瘤，血液学检查示T-Spot阳性。

入院时诊断思路：1）结核性腹膜炎？患者有低热，辅助检查T-Spot阳性，但患者无消瘦、盗汗等结核中毒症状，PPD阴性，并且腹水细胞数40个/μL、腹水ADH 7U/L<45U/L，不能解释结核性腹膜炎。2）癌性腹水？支持点：血清LDH 240U/L，腹水LDH 293U/L，腹水LDH/血清LDH为1。腹水染色体细胞学检查：染色体标本中见极少量的轻度异型核。不支持点：腹水细胞学检查未见恶性肿瘤细胞，CT及胃肠镜均未见肿瘤性病变，妇科方面仅提示子宫肌瘤。3）嗜酸性粒细胞性胃肠炎浆膜型？但患者无过敏史，血常规中嗜酸性粒细胞正常，证据亦不足。

入院初步诊断及诊疗计划：诊断腹水待查，予穿刺置管引流，加强营养支持，拟行腹腔探查。

3. 后续诊疗经过

（1）腹腔镜气泵辅助下经脐胃镜腹腔探查术（图18.2）

对患者行全身麻醉、气管插管，以肚脐为中心上至乳头水平，下至大腿上1/3进行消毒，然后铺巾；于肚脐下0.5cm弧形切开约1.0cm，置入腹腔镜Trocar，连接气腹管接腹腔镜气泵，压力控制在12mmHg以下；置入灭菌的OlympusXQ260胃镜。进镜可见腹腔内较多的腹水，呈淡黄色，中上腹部腹壁表面光滑；肝脏、胆囊、胃表面均未见明显异常；脾脏表面略毛糙，于脾门网膜活检，弹性可；左侧下腹壁可见2枚直径约0.6cm的结节，呈淡黄色，活检弹性可；右侧盆腔壁腹膜可见散在颗粒样结节，活检弹性欠佳；子宫表面可见一直径约2.0cm的黏膜隆起，表面光滑；右侧卵巢似菜花样，周边盆壁、结肠表面可见大量的黄色结节，活检弹性差，活检后创面无出血；术中、术后患者的生命体征平稳。

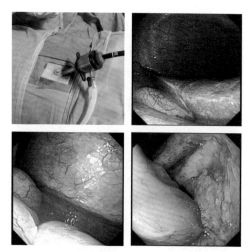

图 18.2　腹腔镜气泵辅助下经脐胃镜腹腔探查术

（2）内镜活检病理（图 18.3）

（左侧下腹壁）镜下为纤维脂肪组织。（脾门网膜、右侧盆壁、右侧附件旁结节、右侧盆壁近卵巢）免疫组化提示上皮来源肿瘤，首先考虑低级别浆液性癌，但所见过少，请临床综合考虑。

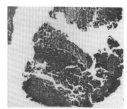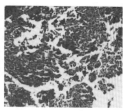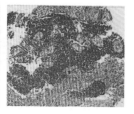

图 18.3　活检病理

（3）根据患者的内镜探查表现及病理结果，诊断"卵巢恶性肿瘤、癌性腹水"

予请妇科会诊，转入妇科行手术治疗。2020 年 6 月 28 日在全麻下行双侧输卵管、卵巢切除术＋经腹子宫全切术＋盆腔淋巴结清扫术＋大网膜切除术＋盆腔腹膜切除术＋阑尾切除术。2020 年 7 月 2 日手术后病理回报：（两侧卵巢）低级别浆液性癌。（子宫）平滑肌瘤，萎缩性子宫内膜。（宫颈）慢性炎，柱状上皮鳞状上皮化生并累及腺体。双侧输卵管、膀胱折返腹膜，均未见癌累及。两宫旁、大网膜，均可见癌累及。（阑尾）浆膜面见病变累及。左盆腔淋巴结 5 枚，右盆腔淋巴结 7 枚，均未见癌累及（0/5、0/7）。免疫组化示：CK7（3＋）；PAX-8（＋）；CK20（－）；Villin（－）；CA125（－）；WT1（＋）；CR（3＋）；MC（＋）；MOC31（－）；Vimentin（－）；CK（3＋）；D2-40（＋）；P53（10%＋）；Ki-67（5%＋）。术后第 8 天患者行力扑素静脉化疗、洛铂腹腔化疗。之后患者定期有规律地行化疗，已消退腹水，仍在随访中。

4. 最终诊断

最终诊断为卵巢恶性肿瘤、癌性腹水。

5. 疾病诊疗难点

本例患者因腹水在消化内科就诊，入院前及入院后虽完善各项检查，未见明显特征性表现，故未能明确，后行经脐胃镜探查，并结合病理得以确诊。

6. 疾病知识回顾

腹水是临床常见的征象，产生的原因多种多样。在我国，失代偿期肝硬化是其最常见的病因，其他还包括肾脏疾病、心脏疾病、腹膜疾病、营养障碍、恶性肿瘤、结缔组织疾病等。临床工作中，部分患者在完善了内科各项常规检查（包括多次腹腔穿刺送检腹水等）之后，仍无法明确病因。因此，获得明确的病理诊断显得至关重要，腹膜活检对腹水的诊断和鉴别诊断可起到决定性的作用，尤其是非典型病例，有较高的价值。在腹腔镜应用于临床之前，往往需要通过开腹腹腔探查来进行活检。在腹腔镜技术发展之后，腹腔镜探查成为主要的手术方式。如今，作为一种新型微创技术——经自然腔道内镜手术（natural orifice transluminalendoscopic surgery，NOTES），具有手术创伤小、恢复快、无瘢痕等优点，被称为有可能继开腹手术和腹腔镜手术之后的第三代手术方式。经胃、经膀胱、经结肠、经阴道等不同入路NOTES腹腔探查术在腹水的诊断中发挥了重要作用。随着 NOTES的发展，衍生的经脐路径进入腹腔并利用消化内镜进行腹腔探查及病理活检在不明原因腹水的诊断中具有明显的优势。经脐入路内镜手术（transumbilical endoscopic surgery，TUES），其路径是利用人体天然皱褶部位——脐部，进入腹腔并进行腹腔探查以及病理活检，术后几乎无可见的手术瘢痕。消化内镜是软镜，长度足够长，可灵活地在腹腔内行旋转和反转且其自带光源与吸引，进入腹腔之后可以完整直观地观察腹腔内各个脏器，并且能够拍照及录像。同时对于患者而言，由于该项操作对人体内环境干扰小，术后无明显并发症且有单个脐部切口，术后疼痛小、恢复快、住院时间短、切口愈合后腹壁无明显的手术瘢痕，可以达到更加微创、更能美容的效果。

我们团队在此基础上进行了改良，单纯使用胃镜，但是不对胃镜注气，借助于腹腔镜的气泵。气泵持续注气可快速建立气腹，同时调节气泵将腹腔内压力控制在 10mmHg以下，减少气腹压对机体的呼吸、循环等系统的影响，可降低术中的麻醉风险及避免其他气腹相关并发症的发生，亦可避免腹腔积液进入气腹管而导致气腹机受损。另外，调整Trocar的方向可以观察腹腔内各个部位，或者调整床的角度，可以做到重点看上腹部或者下腹部以及盆腔。

该操作相对于经胃NOTES而言，还具有以下优势：1）省去了用碘附消毒口腔、用生理盐水和抗生素冲洗食管与胃的过程；2）只需一条胃镜，中途无须更换胃镜；3）经脐建立通道较经胃壁建立通道更为简单、难度低、闭合容易；4）术后次日即可进食，无须放置胃管，无须常规使用质子泵抑制剂。总之，经脐胃镜腹腔探查及活检是作为一种新兴的微创手术方式，在诊断不明原因腹水方面有其优势，借助于腹腔镜的气泵或者能够控制注气流量及注气压力的气泵设备，将使得该技术更有效率，更加安全，可在临床实践中推广使用。

参考文献

AUTORINO R, YAKOUBI R, WHITE W M, et al. Natural orifice transluminal endoscopic surgery（NOTES）: where are we going? A bibliometric assessment. BJU International, 2013, 111（1）: 11-16.

BAI Y, QIAO W G, ZHU H M, et al. Role of transgastric natural orifice transluminal endoscopic surgery in the diagnosis of ascites of unknown origin（with videos）. Gastrointestinal Endoscopy, 2014, 80（5）: 807-816.

CHEN Y X, ZENG C Y, SHU X, et al. Use of natural orifice translumenal endoscopic surgery in the diagnosis of suspected tuberculous peritonitis: a retrospective case series of 7 patients. Journal of Laparoendoscopic & Advanced Surgical Techniques Part A, 2013, 23（7）: 610-616.

DONATSKY A M, ANDERSEN L, NIELSEN O L, et al. Pure natural orifice transluminal endoscopic surgery（NOTES）with ultrasonography-guided transgastric access and over-the-scope-clip closure: a porcine feasibility and survival study. Surgical Endoscopy, 2012, 26（7）: 1952-1962.

GETTMAN M T, BLUTE M L. Transvesical peritoneoscopy: initial clinical evaluation of the bladder as a portal for natural orifice translumenal endoscopic surgery. Mayo Clinic Proceedings, 2007, 82（7）: 843-845.

KOBIELA J, STEFANIAK T, MACKOWIAK M, et al. NOTES—third

generation surgery. Vain hopes or the reality of tomorrow? Langenbecks Archives of Surgery, 2008, 393（3）: 405-411.

LI S L, ZHAO E, ZHAO L, et al. Transvaginal natural orifice transluminal endoscopic surgery in the diagnosis of ascites of unknown origin. Gastrointestinal Endoscopy, 2018, 88（5）: 872-877.

RUNYON, BRUCE A. Care of patients with ascites. New England Journal of Medicine, 1994, 330（5）: 337-342.

VOERMANS R P, FAIGEL D O, HENEGOUWEN M I, et al. Comparison of transcolonic NOTES and laparoscopic peritoneoscopy for the detection of peritoneal metastases. Endoscopy, 2010, 42（11）: 904-909.

YANG Y, ZHANG W, XU H, et al. A novel approach: transumbilical endoscopic exploration and biopsy for patients with unknown ascites. Journal of Laparoendoscopic & Advanced Surgical Techniques Part A, 2012, 22（7）: 691-691.

病例19

来势汹汹的腹痛

周雪峰

（浙江省衢州市中医医院内科）

1. 病例介绍

（1）患者基本情况

基本信息： 男，42岁，已婚。

入院时间： 2020年6月25日。

主诉： 中上腹痛2天。

现病史： 患者2天前无明显诱因下出现上腹部疼痛，阵发性，程度较剧，尚能忍，伴腹胀。胃镜示充血渗出性胃炎，全胃，中度，未特殊处理。患者回家进食大量食物后上腹部疼痛加剧，呈阵发性，无他处放射痛，改变体位后疼痛较前稍好转，恶心，无呕吐，无发热等，再次来我院急诊，予对症处理后腹痛无明显好转，拟诊"腹痛待查"收住消化内科。

既往史： 体健。

个人史： 出租车司机。否认吸烟、饮酒嗜好。

家族史： 父母亲均健在，父亲有高血压病史，独生子女。

（2）入院查体

T 37.1℃，P 68bpm，R 19bpm，BP 160/91mmHg，BMI 21.4kg/m^2。神志清，精神可，皮肤、巩膜无黄染，颈软，双肺听诊呼吸音清，未闻及干湿性啰音，心率68次/分，心律齐，未闻及杂音，腹平软，肝脾肋下未及，上腹部轻压痛，无反跳痛，肠鸣音 3 ~ 4 次 / 分，移动性浊音阴性，双下肢凹陷性水肿，四肢肌力 5 级，肌张力无殊，巴宾斯基征阴性。

（3）入院后辅助检查

1) WBC 10.1×10^9/L ↑，Hb 155g/L，PLT 193×10^9/L。
2) 生化：TB11.2μmol/L，DBIL 5.0μmol/L，ALT 63.4U/L ↑，AST 26.9U/L，ALP 81.5U/L，GGT 37.2U/L，TP 42.4g/L，CREA 75.1μmol/L，BUN 6.78mmol/L，CK 114.6U/L，LDH 229.4U/L，TG 0.94mmol，AMY 126U/L ↑，CRP 164.98mg/L ↑。
3) PT 14.5 秒，FIB 5.90g/L ↑，D–Dimer（血浆 D–二聚体）5.510mg/L ↑，ESR 24mm/h ↑，PCT 0.20ng/mL。
4) 甲状腺激素全套、抗核抗体常规、免疫球蛋白、HIV ＋丙肝＋梅毒＋乙肝三系：阴性。
5) 肿瘤标志物全套：正常范围。
6) 粪常规＋隐血：阴性。
7) 尿常规：正常范围。
8) 胃镜：充血渗出性胃炎，全胃，中度。
9) 彩超：脂肪肝，胰腺回声欠均匀。
10) 腹部平片：肠腔积气。

2．初步思维过程

入院时病情总结：1）患者为中年男性，急性起病，病程短；2）因"中上腹痛 2 天"入院，有暴食史；3）入院查体示皮肤、巩膜无黄染，腹平软，上腹部压痛，无反跳痛；4）辅助检查提示白细胞、血清淀粉酶轻度升高，血浆 D–二聚体、CRP 明显升高，胃镜提示浅表性胃炎，腹部彩超胰腺回声欠均匀，腹部平片肠腔积气。

入院时诊断思路：1）患者为男性，急性腹痛起病，病程短；2）起病时有暴食史，查体上腹部压痛，无反跳痛；3）辅助检查白细胞、血清淀粉酶轻度升高，胃镜提示浅表性胃炎，腹部彩超示胰腺回声欠均匀，腹部平片：肠腔积气。患者的血浆D-二聚体、CRP明显升高，与急性胰腺炎常见的相关表现不符。

入院初步诊断及诊疗：腹痛待查，急性胃炎，急性胰腺炎待排，予解痉止痛、补液对症等处理，完善腹部CT等检查。

3. 后续诊疗经过

（1）入院时第一次全腹部CT增强（图19.1）

门静脉、脾静脉及肠系膜上静脉内多发充盈缺损，考虑栓子形成。肠系膜周围及胰周脂肪间隙模糊，两侧肾前筋膜增厚；升结肠、横结肠及上段降结肠肠壁增厚、水肿。有脂肪肝。

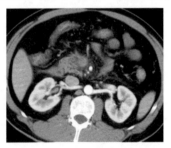

图19.1　第一次全腹部CT增强

1）　住院10小时后腹痛加剧，恶心，未吐。查体：急性痛苦貌，心肺听诊无殊，腹肌紧张，全腹压痛、反跳痛，无包块扪及，肠鸣音2～3次/分，移动性浊音阴性。请普外科急会诊，考虑腹痛待查：门静脉血栓？立即行胃肠减压（胃液有少量血性）、心电监护，用布桂嗪止痛；急诊生化及腹部CT复查。

2） WBC $24.9 \times 10^9/L$ ↑，N 88.4% ↑，Hb 161g/L，PLT $235 \times 10^9/L$。PT16.5 秒，FIB 4.49g/L ↑，D–Dimer 5.040mg/L ↑，CRP 192.2mg/L ↑。胃液隐血试验：隐血＋＋＋＋。

（2）第二次全腹部CT增强（图19.2）

门静脉、脾静脉及肠系膜上静脉内多发充盈缺损，考虑栓子形成，与前基本相仿。肠系膜周围及胰周脂肪间隙模糊，两侧肾前筋膜增厚；结肠及小肠多发肠壁水肿增厚，肠壁水肿增厚较前明显且累及肠管较前明显增多。腹腔内较前新见有较多的积液。有脂肪肝。

诊断性腹腔穿刺：血性腹水。

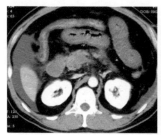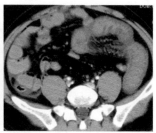

图 19.2　第二次全腹部 CT 增强

（3）多学科讨论

1） 放射科意见：阅片。第一次全腹部增强CT：门静脉、脾静脉及肠系膜上静脉内多发充盈缺损，考虑栓子形成。肠系膜周围及胰周脂肪间隙模糊，两侧肾前筋膜增厚。第二次全腹部增强CT：门静脉、脾静脉及肠系膜上静脉内多发充盈缺损，考虑栓子形成，与前基本相仿。肠系膜周围及胰周脂肪间隙模糊，两侧肾前筋膜增厚；结肠及小肠多发肠壁水肿增厚，肠壁水肿增厚较前明显，累及肠管较前明显增多。腹腔内较前新见有较多的积液。病情进展迅速。

2） 血管外科意见：FIB 4.49g/L，D–Dimer 5.040mg/L，CRP 192.2mg/L。

结合 2 次腹部CT的结果，门静脉血栓形成的诊断明确，D-二聚体、CRP升高明显，腹膜炎体征显著，胃管中有淡血性液体，血性腹水，存在肠坏死的可能，溶栓有禁忌证，手术静脉取栓治疗时机丧失，建议外科行剖腹探查手术。

3） 普外科意见：患者的疾病进展快，有急性弥漫性腹膜炎的临床表现，血性腹水，影像学提示门静脉血栓形成，考虑继发小肠坏死，有剖腹探查术的手术指征，建议立即行剖腹探查术，术后转ICU。

4） 医务处意见：同意上述主任医生的意见，同意转普外科行急诊剖腹探查术。

5） 副院长总结：患者的急性门静脉血栓形成的诊断明确，临床少见，根据复查影像学及临床特征，说明病情进展迅速，危险，病因未明，存在肠坏死，需要急诊行剖腹探查术。患者的手术风险大，医生与家属要充分沟通，说明病情情况，行剖腹探查。

（4）急诊剖腹探查＋小肠切除吻合术＋腹腔引流术（图 19.3）

腹腔见血性积液 500mL。空肠距屈氏韧带 15cm 起有长约 2m 的小肠缺血坏死，下段回肠充血水肿、局部缺血性改变，相应肠系膜血管见血栓，肝、胆、脾、胰、胃、结肠未见异常。经血管外科术中会诊，逐行上段空肠切除。

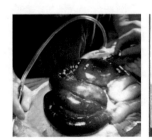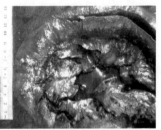

图 19.3 术中所见

术后转至ICU，行心电监护，气管插管机械通气，奥美拉唑制酸护胃，生长抑素抑制胰酶分泌，乌司他丁减轻渗出，亚胺培南西司他汀钠针（泰能针）加强抗感染，低分子量肝素5000IU q12h抗凝，输注血浆、红细胞，肠外营养支持等治疗。

（5）术后病理（图19.4）

小肠出血性坏死，肠系膜血管扩张充血伴血栓形成。

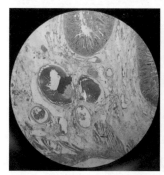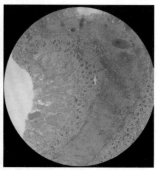

图 19.4　术后病理

（6）术后4天全腹部增强CT

门静脉、脾静脉及肠系膜上静脉内多发充盈缺损，考虑栓子形成，与前基本相仿。小肠坏死切除术后复查：切除部分小肠，腹部见引流管影；剩余部分小肠壁增厚、水肿，周围系膜增厚，脂肪间隙模糊。腹腔有微量积液，较前明显吸收。有脂肪肝。

门静脉系多普勒超声复查示门静脉主干栓子形成；继续阿司匹林0.1 qd联合低分子量肝素5000IU q12h抗凝。

（7）术后3周门静脉CT血管成像（图19.5）

门静脉主干与右支、脾静脉及肠系膜上静脉腔栓子形成，较术前片比较，脾静脉显影较前好转，门脉左支显影良好。门脉海绵样变。

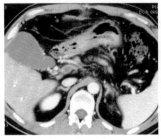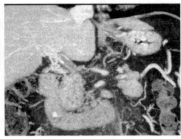

图 19.5　术后 3 周门静脉 CT 血管成像

（8）术后 3 周出院

（9）术后 3 个月门静脉 CT 血管成像（图 19.6）

门静脉主干、右支及肠系膜上静脉腔栓子形成，萎缩；脾静脉显影较前好转，门脉左支显影良好。门脉海绵样变，较前明显。

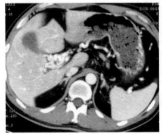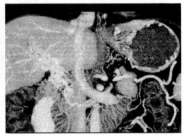

图 19.6　术后 3 个月门静脉 CT 血管成像

（10）随　访

出院后继续口服利伐沙班 20mg qd，半年后停药。随访至今，未见复发。

4. 最终诊断

最终诊断为急性门静脉血栓形成、小肠缺血性坏死、急性弥漫性腹膜炎、急性胃黏膜病变。

5. 疾病诊疗难点

本病少见。临床症状具有广泛多样性，早期诊断较为困难，临床医生极易漏诊、误诊。一旦出现肠坏死，死亡率就达 60%。对于年轻患者、不明病因的急性腹部症状者，特别是有腹膜炎体征等需高度考虑门静脉血栓形成，尽早进行多普勒超声、螺旋 CT 或 MRI 等检查。及早诊断，对于开展早期抗凝治疗至关重要，可改善短期和长期结局。在病变早期，全身抗凝或血管内溶栓治疗，如症状无缓解或进展，如 CT 中可见肠壁、肠系膜及门静脉和肠系膜上静脉积气，腹腔穿刺中抽出血性混浊性液体时提示肠坏死，应尽快行手术探查，同时术后抗凝药物是预防血栓复发、提高治愈率的关键。

6. 疾病知识回顾

门静脉血栓形成（portal vein thrombosis，PVT）可发生于门静脉的任何一段，是指在门静脉主干、肠系膜上静脉、肠系膜下静脉或脾静脉的血栓形成。门静脉血栓可造成门静脉阻塞，引起门静脉压力增高、肠管瘀血，是导致肝外型门静脉高压症的主要疾病，临床少见。其分为原发性和继发性；根据部位，可分肝内型和肝外型；根据发病情况，可分急性和慢性。PVT 临床上以继发性门静脉血栓形成相对多见，多继发于慢性肝病及肿瘤疾患，肝外门静脉阻塞多继发于肝内型的门静脉高压症。急性门静脉血栓形成属于一种肝血管疾病，其病因复杂、发病率低、病情进展快、误诊率及死亡率高，如不及时治疗的话，会导致肠缺血和肠坏死。

PVT 的病因可为：局部因素，有腹腔内感染、IBD、创伤、脾切除术、Whipple、胆囊切除、肠切除、肝切除/移植术等；全身因素，有遗传性易栓症（MPN、*JAK2V617*突变、凝血因子V Leiden突变、凝血酶原基因*G20210A*突变），获得性易栓症（PNH、APS），妊娠，口服避孕药，静止状态等。本例经反复检查及随访考虑病因不明，考虑特发性急性门静脉血栓形成。

　　PVT的治疗目标：逆转血栓形成；防止血栓形成的进展；防止血栓复发；治疗PVT的并发症。一线治疗：抗凝治疗至少维持6个月，有潜在病因的需长期口服抗凝药物（华法林、利伐沙班）。微创手术可采取机械/抽吸血栓切除术，经皮、经肝或经脾门静脉溶栓术等，血栓延伸至肠系膜静脉及分支或将出现肠缺血、肠坏死征象，尽早进行血管内溶栓或手术干预，可提高治愈率。

参考文献

AHMED M. Ischemic bowel disease in 2021. World J Gastroenterol，2021，27（29）：4746-4762.

INTAGLIATA N M, CALDWELL S H, TRIPODI A. Diagnosis, development, and treatment of portal vein thrombosis in patients with and without cirrhosis. Gastroenterology, 2019, 156（6）: 1582-1599.

NG J Y, REASON S, NG J Y. Idiopathic portal vein thrombosis in a non-cirrhotic patient: a discussion of management and a review of literature. Cureus, 2021, 13（8）: e17445.

郑小娟

（南昌大学第一附属医院消化内科）

1. 病例介绍

（1）患者基本情况

基本信息： 男，68 岁，已婚。

入院时间： 2020 年 11 月 2 日。

主诉： 腹痛 1 年多，加重半年。

现病史： 患者在 2019 年出现腹痛，多为中上腹痛，隐痛，曾有 1 次便血，色鲜红，伴头晕，于当地医院就诊。2019 年 5 月 27 日行胶囊内镜：非萎缩性胃炎，小肠溃疡（少许小溃疡）。予输血等治疗。患者的腹痛反复发作，近半年来阵发性加重，否认盗汗、午后低热等情况。当地医院于 2020 年 4 月 25 日行腹部增强CT：盆腔见节段回肠壁增厚，炎性病变？占位？下腹部多发淋巴结肿大。2020 年 4 月 27 日，无痛胃肠镜：慢性浅表性胃炎伴胆汁反流；结肠未见明显异常。现为进一步诊治，以"腹痛待查"收入院。患者起病来，神清，精神可，胃纳、睡眠一般，体重稍有减轻。

既往史： 反复口腔溃疡 20 多年；肩关节痛史；血压偏高史；否认糖尿病、眼炎、肺结核史。

个人史： 农民，否认烟酒嗜好。

家族史： 父母去世，兄弟姐妹健在，均体健。

（2）入院查体

T 36.7℃，P 70bpm，R 18bpm，BP 168/70mmHg，神清，精神可，皮肤、巩膜无黄染，口腔内可见龋齿，口腔内未见明显溃疡，心肺查体无殊，腹平软，未及明显包块，中上腹压痛（＋），无反跳痛及肌紧张，双下肢可见少许陈旧性皮疹。

（3）入院后辅助检查

1) 血常规：HB 102g/L；hsCRP 35.6mg/L（正常 <8）；ESR 43mm/h（正常 <20）。

2) 结核相关检查：T-Spot-TB阳性；PPD为 1 ： 10000 阴性，1 ： 2000 阳性（＋）。

3) 免疫球蛋白：IgG 17.7g/L↑（7 ~ 16g/L）；IgG4 3.45 g/L↑（0.03 ~ 2.01g/L）。

4) 肝肾功能、肿瘤指标、甲状腺功能、输血前检查、狼疮抗凝物质、血管炎三项、抗CCP抗体、RF、自身抗体谱、抗心磷脂抗体：基本正常。

2. 初步思维过程

入院时病情总结：1）患者为老年男性，有慢性病程；2）因"腹痛1年多，加重半年"入院；3）外院腹部增强CT：盆腔见节段回肠壁增厚，下腹部多发淋巴结肿大；4）辅助检查提示轻度贫血，结核相关检查为阳性，部分免疫球蛋白升高。

入院时诊断思路：1）患者的腹痛反复发作，外院影像学提示节段性回肠病变；2）患者的T-Spot-TB阳性，PPD为 1 ： 2000 阳性（＋），需考虑结核，但小肠结核少见且缺乏内镜、病理等证据，故尚需考虑IBD、淋巴瘤或其他疾病。

入院初步诊断及诊疗计划：诊断腹痛待查，予营养支持，保护胃肠道黏膜等治疗，完善肺部CT、小肠镜，复查腹部CT等。

3. 后续诊疗经过

1）　肺部CT：两肺多发小结节，两肺多发钙化灶、纤维灶，建议1年复查。

2）　MRI肛瘘平扫：未见明显异常 。

3）　腹部增强CT（图 20.1）：小肠管壁不均匀增厚，系膜区多发淋巴结显示，部分肿大，炎性病变? 肿瘤?

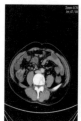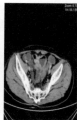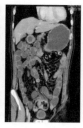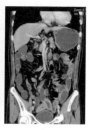

图 20.1　腹部增强 CT

4）　小肠镜（图 20.2）：回盲瓣旁可见一略环形溃疡；进镜至回肠约 80cm，管腔狭窄，通过后见多发巨大溃疡，周围肿胀明显。

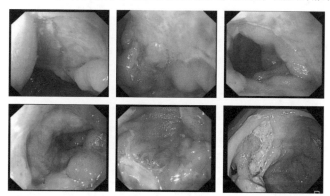

图 20.2　小肠镜

5）　小肠镜病理（图 20.3）提示（回肠）慢性重度活动性炎伴溃疡

改变，（回盲部）慢性中度活动性炎。免疫组化阴性，EBER（－），CMV–LA（－），抗酸染色（－）。

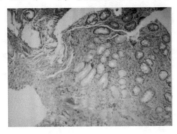

图20.3 病理

6）患者的肠道溃疡性质不明，故启动院内多学科会诊，讨论结果：根据影像和病理不能排除淋巴瘤、肠白塞、肠结核；进一步行PET–CT、小肠MRI；将小肠镜病理送外院会诊；外送白塞基因。

7）返回报告。

外送白塞基因：阴性。

小肠MRI：左中上腹局部小肠管壁增厚、强化，考虑炎性病变（呼吸伪影较重，图像显示不佳）。

PET–CT：回肠节段性管壁增厚伴FDG代谢增高（SUV_{max}＝8.1），肠系膜区多发淋巴结伴FDG代谢增高（SUV_{max}＝4.1）。首先考虑淋巴瘤的可能。

病理会诊结果：回肠及回盲部慢性肠炎伴淋巴组织活跃增生，并见炎性肉芽组织增生；分子病理结果：IGH（－），TCR（－）；免疫组化结果：CD3（＋），CD20（＋），Ki-67（＋40%），CD2（＋），CD4（＋），CD5（＋），CD7（＋），CD8（－），CD10（－），CD56（－），CD21（FDC＋），CMV（－），CD79a（＋），EBER（－），抗酸（－），六胺银（－），PAS（－），TB（FISH）（－），真菌（FISH）（－）。结合免疫组化及基因检测结果，没有淋巴瘤及结核、真菌等感染证据。

8） 虽未明确患者的诊断，但腹痛等情况稳定，故建议随访，上
级医院诊治。2021 年 11 月，患者至上海交通大学医学院附属
仁济医院就诊，并行右半结肠-部分小肠切除术：病理右半结
肠-部分小肠：黏膜慢性炎伴糜烂、溃疡形成；免疫组化：IgG
（＋），IgG4（＋），请排除 IgG4 相关性病变。

4. 最终诊断

最终诊断为 IgG4 相关性肠道溃疡。

5. 疾病诊疗难点

本例患者因腹痛在消化内科就诊。虽内镜下见肠道溃疡性病变，
但活检病理及影像学改变未提示特异性改变，与常见的肠道溃疡不
符，诊断困难。最终行手术病理免疫组化来明确诊断。

6. 疾病知识回顾

IgG4 相关疾病是一种较罕见的由免疫介导的慢性炎症伴纤维化
疾病。该病几乎可累及身体的各个部位，消化系统受累主要包括自
身免疫性胰腺炎（auto immune pancreatitis，AIP）、IgG4 相关硬化性
胆管炎（IgG4·SC）、腹膜后纤维化和 AIP 相关性胃炎等。其他胃肠
道累及的主要表现为肿物、溃疡、狭窄等，但病例鲜有报道，并且
在各国相关指南中尚未纳入评价标准。2020 年欧洲 IgG4-RD 指南相
关条例指出：1）涉及食管、胃和肠道的 IgG4 相关疾病罕见或不存
在；2）关于食管、胃和肠道的 IgG4 的相关疾病的典型临床特征与诊
断标准鲜有报道，病例报告的诊断标准往往不完整；3）单独 IgG4 血
清水平缺乏敏感性和特异性，但有助于确定诊断，因此，对于疑似
IgG4 相关胃肠道疾病者，应检测 IgG4 血清水平；4）对于胃肠道肿

物、组织学不明确/非诊断性且恶性肿瘤细胞阴性的IgG4相关疾病，经验性应用糖皮质激素治疗1个月可能是一个合适的选择。既往报道的食管、胃、肠道累及的IgG4-RD病例几乎均为预期恶性肿瘤而行手术，被术后切除病理证实，术前缺乏血清IgG4水平检测，术后也少有规范使用激素维持治疗。因此，对于少见的、活检病理与常见溃疡不相符合的食管、胃肠道病变，需要完善血清IgG4检测，同时完善全身系统检查，充分排查IgG4-RD的可能性。此外，对于术后病理发现的IgG4-RD病例，也需要加强术后激素维持治疗的概念。

参考文献

CHANG J，ZHANG W.Infrequent organ involvement of IgG4-related diseases：a literature review. Clinical Rheumatology，2018，37：1153-1159.

LÖHR J M，BEUERS U，VUJASINOVIC M，et al. European Guideline on IgG4-related digestive disease-UEG and SGF evidence-based recommendations. United European Gastroenterol J，2020，8（6）：637-666.

YOSHIDOME Y，MIZOGUCHI A，NARIMATSU K，et al. Immunoglobulin G4-related disease accompanying a small intestinal ulcer: a case. DEN Open，2021，2（1）：e76.

一例消化道出血诊治的冒险之旅

李 燕 杜 勤

（浙江大学医学院附属第二医院消化内科）

1. 病例介绍

（1）患者基本情况

基本信息: 女，61 岁。

入院时间: 2020 年 12 月 17 日。

主诉: 间断黑便 2 个多月。

现病史: 患者 2 个月前无诱因下出现柏油样黑便，每日解 1 次，间断有腹痛、腹胀、恶心反胃，无呕血、发热、晕厥。半个月前患者因症状无缓解就诊当地医院。查粪常规：隐血 4＋，红细胞阴性。腹部 CT：肝硬化、脾肿大，食管贲门静脉曲张，小肠部分扩张积液及液平。胃镜：食管静脉曲张（重度）。诊断考虑"消化道出血，不全性肠梗阻"。当地医院予以禁食、抑制胃酸、输血、降门脉压治疗后仍有黑便 1 次/天，间断有恶心呕吐，呕出黄绿色水样物，排气少。建议患者进一步至上级医院行内镜下治疗。遂转至我院急诊，拟为"消化道出血，肝硬化失代偿期"收住我科。

患者起病来，神志清，精神软，持续禁食，间断黑便，睡眠不佳，体重明显下降。

既往史: 患者 4 年前因"宫颈癌"于当地行"子宫及附件全切术"，术后曾行盆腔放疗（具体不详）。诉术后反复有腹痛、腹胀、排便与排气消失，多次就诊时被诊断"肠梗阻"，保守治疗后好转，2020 年发作尤其频繁，已发作 3 ~ 4 次。

个人史： 否认肝炎、疫情、疫水接触史；否认既往肥胖史；否认特殊毒物接触；否认长期服用中草药保健品；偶有饮酒，否认酗酒。

家族史： 父母均已故，否认家族中遗传、传染等疾病史。

（2）入院查体

T 36.6℃，BP 158/73mmHg，R 20bpm，P 82bpm，BMI 23.92 kg/m^2。神志清，精神软，贫血貌，巩膜无黄染，对答切题，无扑翼样震颤。可见肝掌，未见蜘蛛痣。心肺查体无明显异常。腹平软，未见曲张静脉，下腹见 10cm 长的手术疤痕，全腹无压痛、反跳痛，肝脏、胆囊肋下未触及，脾脏可触及肿大，移动性浊音阴性，双下肢无水肿。肛门指检：未见明显外痔，进肛 5cm 未触及明显肿物，退指指套无染血。

（3）入院后辅助检查

1） 血常规：WBC 1.4×10^9/L ↓，Hb 78 ↓；PLT 48×10^9/L ↓，小细胞性。

2） 生化：白蛋白 29.3g/L ↓。

3） 凝血谱：D–二聚体 3430μg/L ↑，PT 14.6s，INR 1.14。

4） 大便隐血：棕褐色，隐血＋＋↑。

5） 肿标：CA125 94.3 ↑。

6） 肝炎系列、乙肝 DNA、抗核抗体、自身免疫肝病、铜蓝蛋白：阴性。

7） 腹水 B 超：中等量腹水。

8） 全腹部增强 CT：肝硬化，脾肿大，食管静脉曲张；有门静脉主干局部栓子可能。腹盆腔积液。子宫及双侧附件切除术后。

9） 胸部 CT、心超、头颅 MRI 平扫及弥散成像：未见异常。

2. 初步思维过程

入院时病情总结：1）患者为老年女性，有慢性病程，有宫颈癌手术及盆腔放化疗史，有反复肠梗阻病史；2）因"间断黑便2个多月"入院，无呕血，伴有间断脐周腹痛；3）生命体征尚平稳，贫血貌；4）辅助检查提示血三系下降、肝硬化、食管静脉曲张。

入院时诊断思路：患者表现为间断黑便，无呕血，合并肝硬化、食管重度静脉曲张，故需首先考虑食管静脉曲张破裂出血，但不支持点在于患者间断出血、量不大、生命体征平稳，似不符合食管曲张静脉破裂出血来势汹汹的特点。患者合并有盆腔手术、放化疗史，有反复肠梗阻病史，肠梗阻为单纯术后粘连相关还是因其他肠道疾病所致？肠梗阻与消化道出血可用一元论解释还是属于同时合并的疾病？并未排查患者的中下消化道。故异位曲张静脉出血、放射性肠炎等其他疾病所致的出血也需进一步排查，单纯行食管曲张静脉内镜下治疗可能难以解决出血问题。

入院初步诊断：1）消化道出血：食管曲张静脉破裂出血？小肠血管畸形/异位曲张静脉出血？放射性肠炎？失血性贫血？2）肝硬化失代偿期，食管静脉曲张，脾肿大，脾功能亢进，血三系下降，腹腔积液。3）宫颈癌术后、放疗后。

治疗计划：患者当地已禁食近半个月，病史中无活动性大出血、生命体征平稳，故予清流、安素口服营养支持，予艾司奥美拉唑镁抑制胃酸，予生长抑素针降低门静脉压力，予麦滋林保护胃肠黏膜，补充维生素、铁剂等。

3. 后续诊疗经过

（1）诊疗经过一

清流饮食下患者有间断黑色稀水便、量少，入院第3天解少量暗红色血便 1 次。患者的出血原因及部位尚不明确，虽外院提示食管静脉重度曲张，但难以解释疾病全貌且患者入院后出现解暗红色血便而无生命体征波动，需考虑中下消化道的出血来源，故让患方知晓风险利弊后行无痛胃镜＋肠镜检查。

1）无痛胃镜（图 21.1）：胃镜显示食管静脉曲张：Ls，F2，Cb，Rc（＋＋），出血（－），门静脉高压性胃病。

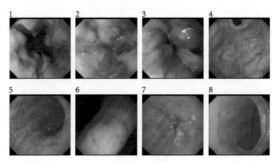

图 21.1　胃镜

2）肠镜（图 21.2）：肠腔扭曲，左半结肠管腔狭窄、僵硬、固定，以直肠、乙状结肠为主，从而导致进镜困难，插镜至回盲部，反复尝试难以进入回肠末端，所见的结肠黏膜血管纹理稀疏、散在充血。

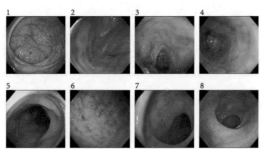

图 21.2　肠镜

根据患者的胃肠镜表现，可排除下消化道出血，食管曲张静脉无新近出血提示，考虑中下段小肠来源出血，但患者的反复肠梗阻病史制约胶囊内镜检查，食管静脉重度曲张、盆腔手术及放疗后肠腔扭曲粘连等均致小肠镜检查的风险高，间断、缓慢、少量出血难以达到DSA检查所需的出血速度要求、需等待的出血时机，故进一步的检查陷入僵局。

胃肠镜检查后第2天，患者夜间有间断解暗红色血便3次，150mL/次，伴血压一过性下降，紧急联系DSA，但患者经补液后生命体征平稳，大便未再解，故暂缓DSA。考虑患者进一步的检查受限，但食管曲张静脉本身的出血风险高，有内镜治疗指征，故于出血次日行内镜下食管曲张静脉套扎治疗。

3）内镜下套扎治疗（图21.3）：进镜见黏液湖呈黄绿色；曲张静脉未见血迹、未见血栓头等。

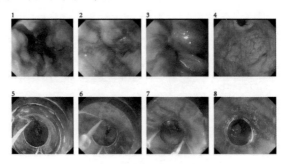

图21.3　内镜下套扎治疗

套扎治疗后患者处于平稳状态2天。术后第3天凌晨再次解暗红色血便100mL，暗红色水样便100mL，2次黑色水样便；凌晨一过性血压偏低，血红蛋白66g/L，急诊查全腹部增强CT时未见可疑活动性出血灶。请放射科专家阅片时未见可疑出血部位，未见肠腔占位性病变。

套扎治疗后1周，患者再发血压下降、口干、乏力，间断黑便，量不多，血红蛋白58g/L。急诊DSA检查：经右侧股动脉穿刺插管成功后使用5F牧羊钩导管从而选择腹腔动脉、肠系膜上动脉、肠系膜下动脉造影，未见明显造影剂外溢征象。加用2.4F微导管从而选择至胃十二指肠动脉、肠系膜上动脉所发出的多支小肠分支分别进一步造影，仍未见明显造影剂外溢征象。术中患者的生命体征平稳，考虑出血再次自发停止，DSA检查阴性，出血部位仍不明。

考虑患者的下段小肠出血，但明确定位及病因不明，现阶段小肠检查难以实施，DSA难以捕捉到活动性出血从而无法定位，患者的一般情况差，有既往盆腔手术及放疗后反复肠梗阻病史，肠腔粘连严重，盲目手术的风险高。

考虑患者的反复肠梗阻发作会严重影响其生活质量，致肠腔粘连还是管腔狭窄的原因尚不明确，或许与消化道出血一起可用一元论解释，故拟冒险行胶囊内镜检查来排查小肠的情况，如顺利排出，则完成对小肠黏膜的探查任务，如胶囊梗阻或提示管腔狭窄有手术诊治指征。但内镜套扎治疗后1周，患者本身属于术后出血高峰期，胶囊是否能顺利通过套扎后的贲门？患者能否耐受肠道准备？是否诱发消化道大出血？一切都属未知。与家属充分沟通并准备好应对措施后，患者于套扎术后第7天行胶囊内镜检查。

4) 胶囊内镜（耗时20分钟通过贲门）（图21.4）：胶囊运行4小时56分钟见浅蓝色静脉显露，部分浅隆起，有异位曲张静脉的可能；胶囊运行4小时1分钟、4小时46分钟时局部血管稍增粗；胶囊运行9小时17分钟至10小时4分钟时可见多发血迹，局w部有新鲜活动性出血（但在检查期间患者未表现明显黑便、便血，夜间血压一过性偏低），周边可见较多的粉色血凝块考虑，出血点可能存在多处。附见：小肠局部肠管扩张积气，梗阻待排。

自9小时17分钟左右发现出血，胶囊似乎同步下行困难，在电池耗尽前的最后1小时，始终停留于所见的出血部位。胶囊检查后3天，大便持续未解，无明显腹痛、腹胀。

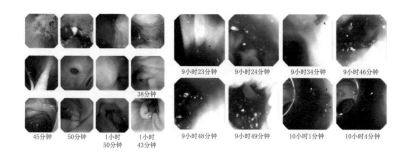

图 21.4　胶囊内镜

　　请普外科会诊，结合胶囊内镜及腹部CT提示胶囊嵌顿部位（图21.5），推测梗阻点位于回肠末端近端大约1m内，消化道出血点位于其上方，有剖腹探查指征＋必要时术中内镜探查出血部位。与家属沟通病情后，行剖腹探查术：取腹部正中绕脐切口，逐层切开，探查见腹腔粘连明显，尤其是盆腔、小肠与侧腹膜、后腹膜及小肠和结肠明显粘连，形成致密性粘连，很难分离。在距离回盲部40cm的小肠与前腹壁、侧腹膜及后腹膜致密粘连，局部肠腔狭窄扭曲，予分离粘连；在距离回盲部100cm处小肠与左侧侧腹膜、后腹膜及乙状结肠粘连并扭曲，肠腔狭窄，在其上方肠腔扩张，肠壁增厚，腔内可及血凝块及暗红色的液体，考虑其上方消化道有出血。乙状结肠肠腔狭窄，肠壁增厚，肠腔尚通畅。探查胶囊肠镜位于狭窄小肠处，于挤压后通过狭窄部位后进入结肠。

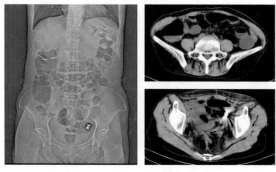

图 21.5　从腹部 CT 中看胶囊位置

分离粘连后，考虑有两处小肠狭窄。第一狭窄上方肠管呈放射性肠炎改变，腔内有血凝块及暗红色血性液体，予切除该病变的肠管。同时，在距离回盲部40cm的第二个狭窄处，予分离粘连后，也切除病变的肠管，予游离切除的肠系膜范围后，用逸思45mm的切割闭合器行侧侧吻合，并切除病变的肠管。术中腹部摄片及结肠镜检查提示胶囊肠镜进入结肠肝曲部，考虑可以自行排出，未在术中取出。

（2）诊疗经过二

术后，患者转入外科后继续进行术后管理。术后血三系仍低，但未再有黑便、便血，无腹痛，排便、排气通畅，后逐步开放饮食，口服安素，平安出院。

术后1年半左右电话随访，患者的一般情况可，消化道出血及肠梗阻均未再发，于当地医院定期监测肝硬化情况。

（3）术后病理（图21.6）

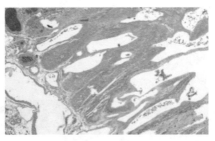

图21.6　术后病理

病理诊断：（回肠）小肠肠壁组织，黏膜糜烂伴间质出血、绒毛变短、隐窝萎缩、间质纤维组织增生，局部肠管黏膜下、固有肌层及浆膜下血管呈血管瘤样增生、扩张、瘀血、出血，请结合临床。

（小肠）小肠肠壁组织，黏膜糜烂、绒毛变短、隐窝萎缩、间质纤维组织增生，局部肠管黏膜下及浆膜下血管增生、扩张、瘀血，间质出血，请结合临床。

4. 最终诊断

最终诊断为小肠出血：考虑放射性肠炎；宫颈癌术后、放疗后：肠粘连、盆腔放射病；肝硬化失代偿期：食管静脉曲张（套扎治疗后），脾肿大、脾功能亢进、血三系下降，腹腔积液。

5. 疾病诊疗难点

对于本例消化道出血诊治，通过仔细询问病史及观察，排除食管曲张静脉破裂出血、锁定小肠出血并不难，难点之一在于如何准确定位、明确病因。患者的一般情况差，合并有肝硬化、食管重度静脉曲张，反复肠梗阻发作史，间断少量出血的出血模式，极大制约了多种检查手段的实施，无法准确定位、外科盲目剖腹探查的风险极大。难点之二在于与患方充分沟通、获得患方的信任，使之理解套扎治疗后仍有间断出血的结局、胶囊内镜检查的风险、手术风险与不确定性等，最终与我们一起冒险，赢得最后的胜利。

该病例的遗憾之处在于因受出血影响，胶囊内镜未拍到放射性肠炎特征性表现，未能取得患者术中小肠的大体照片；本次诊疗主要围绕消化道出血，患者的肝硬化病因也并未行进一步的检查来明确。

6. 疾病知识回顾

放射性肠炎是指针对盆腔、腹腔、腹膜等位置的恶性肿瘤进行放射治疗而引起的肠道炎症性病变。文献报道的发生率相差较大，约在 2%~15%，主要原因是放疗技术、照射剂量、照射范围等因素存在很大的差异；直肠、乙状结肠最常受损害，当放射引起直肠周围结缔组织纤维化时，可导致冰冻盆腔。其发病机制主要包含以下 3

个方面：1）肠上皮细胞代谢受抑制，干扰肠黏膜更新。放射性损伤可抑制干细胞增殖、干扰肠黏膜更新，进而导致病变发生。2）肠黏膜下小血管受损（闭塞性血管炎），后期可形成闭塞性血管炎，致肠壁缺血、黏膜糜烂、溃疡、穿孔。3）多因素相互影响导致肠道纤维化、肠道狭窄，甚至出现穿孔等病变，可能形成恶性循环，造成病变迁延不愈、更加严重。

放射性肠炎在临床上被分为急性与慢性2种类型。急性放射性肠炎为辐射直接损害肠黏膜，从而导致腹泻，通常在2～12周内可自然消退。慢性放射性肠炎发生于辐射暴露数月至数年后，常导致肠穿孔、肠梗阻、慢性腹泻及营养缺乏等症状。放射性肠炎的治疗机制多从辐射保护、抗氧化、抗炎等方面入手。治疗主要包括：1）内科治疗，饮食指导上推荐予以低纤维素、低脂、高热量、高蛋白饮食；2）营养支持，首选肠内营养，必要时行肠外补充，适当加用谷氨酰胺、益生菌和维生素B_{12}；3）药物治疗，临床治疗以保留灌肠、肠外营养支持、高压氧、内镜下止血等为主，国内多根据患者的临床表现进行对症治疗。给药方式一般为肠道给药、口服或静脉滴注，如抗炎类药物、抗生素、生长抑素类药物、益生菌制剂、止泻剂、黏膜保护剂、复方灌肠制剂、抗氧化剂、细胞保护剂（氨磷汀）、高压氧等。当患者出现直肠梗阻、难以控制的肠出血、穿孔和肠瘘时，则应积极进行手术治疗。根据美国放射肿瘤学组评定的急性放射损伤分级标准，可分为0～4级，在该病例中，患者合并有梗阻及出血，属于3级，需手术治疗。

参考文献

吴雨珊，宋依杰，王冰. 放射性肠炎的病理机制、治疗策略及药物研究进展. 中国现代应用药学，2022，39（2）：277-284。

FU Z D. Application effect of Jianpi Yiqi Huashi recipe in the treatment of radiation enteritis caused by radiotherapy of rectal cancer. China Mod Med（中国当代医药），2021，28（13）：187-189，197.

病例 22

胰腺炎的是是非非

马 涵

（浙江大学医学院附属第一医院消化内科）

1. 病例介绍

（1）患者基本情况

基本信息： 男，56 岁。

入院时间： 2020 年 12 月 31 日。

主诉： 反复出现恶心呕吐、腹部不适 2 个月。

现病史： 患者 2 个月前在无明显诱因下出现恶心呕吐，呕吐物为胃内容物，伴腹泻，呈水样便，伴发热，体温最高为 39.3℃，诉全腹不适感，无头晕、头痛等不适。至当地医院查血常规示"WBC 22.0×10^9/L，中性粒细胞计数 14.74×10^9/L，Hb 199g/L，PLT 29×10^9/L"。生化提示"淀粉酶 150U/L，脂肪酶 300U/L，CRP 49mg/L，ALT 88U/L，AST 214U/L，Cr 166μmol/L，Alb 28.7g/L"。腹部CT平扫提示"胰腺较饱满、密度减低、周围渗出改变：炎性？"当地诊断考虑"急性重症胰腺炎"，予禁食、抗感染、抑酸、补液、肠内营养等对症支持治疗后腹泻及体温好转，出现尿量减少，肝肾功能不全，Cr最高达 600μmol/L，伴反复呕吐胆汁样液体。患者后至我院肾内科就诊，期间仍反复呕吐，出现尿量增多，约 2000 ~ 3000mL/d，无腹痛、腹泻，无畏寒、发热，无头晕、头痛，查血常规：Hb 86g/L；生化：AST 800U/L，ALT 290U/L，Cr 284μmol/L；

全腹CT平扫示"胰腺炎治疗后复查，周围系膜间隙尚清晰"。诊断考虑"肾功能不全（肾前性＋肾小管损伤）"，未进行特殊处理。因患者仍存在反复呕吐，止吐效果不佳，为求进一步诊治，拟"呕吐待查"转至我科。患者起病来，神清，精神可，胃纳、睡眠欠佳，小便如上述，便秘，体重有下降，具体不详。

既往史：糖尿病病史。

个人史：农民。

家族史：无殊。

（2）入院查体

神志清，皮肤、巩膜无黄染，全身浅表淋巴结未及肿大，心肺查体无异常。腹部无压痛，无明显反跳痛，胆囊未及肿大，Murphy's征阴性，移动性浊音阴性，双肾区无叩痛。双下肢无水肿，神经系统检查无殊。

（3）入院后辅助检查

1） 2021年1月2日全腹CT平扫：胰腺炎治疗后复查，较2020年12月30日CT片相仿；胃、空肠内导管置入。

2） 口服造影剂后腹部CT平扫：胰腺炎治疗后改变，胃、小肠内见高密度对比剂。

3） 胃镜：慢性非萎缩性胃炎伴糜烂、胆汁反流。

4） 肠系膜动脉B超：血流通畅。

2．初步思维过程

入院时病情总结：1）患者为中老年男性，有急性病程；2）因"反复恶心呕吐、腹部不适2个月"入院；3）目前，急性腹泻好转，呕吐反复，尿量改变；4）辅助检查提示肝肾功能不全，中度贫血，胃镜及腹部CT无特殊提示。

入院时诊断思路：患者的外院诊断考虑急性重症胰腺炎，予对症支持治疗后复查腹部CT提示胰腺周围系膜间隙尚清晰，但患者仍有反复呕吐，伴尿量改变，肝肾功能不全，血色素下降，病情危重，既往诊断无法解释病情变化。需尽快明确病因，及时对因治疗。

入院初步诊断及诊疗计划：诊断呕吐待查，予低钠、鼻饲开水及营养液、食用油与药物通便等对症支持治疗，完善相关实验室及影像学检查。

3. 后续诊疗经过

(1) 呕吐相关病因逐个排查

急性胰腺炎： 入院后复查腹部CT平扫显示胰腺炎治疗后改变，血清淀粉酶及脂肪酶均降至正常，无法解释目前的病情。

内分泌相关因素：

1) 血糖的初期控制不佳，需排除由糖尿病酮症所致的呕吐，予药物对症后血糖控制尚可，但患者仍呕吐，无法解释目前的病情。

2) 甲状腺功能T3、T4、TSH减低——中枢性甲减？

3) 生殖激素常规检查：睾酮 2.99ng/dL；雌二醇 11.89pg/mL；卵泡刺激素 0.20mIU/mL；黄体生成素 <0.09mIU/mL；催乳素 2.26ng/mL；孕酮 <0.10ng/mL。

4) 肾上腺皮质功能减退：皮质醇 8am<1.00μg/dL。皮质醇测定 4pm < 1.00μg/dL。ACTH 8am 18.50pg/mL。ACTH 4pm15.70pg/mL。

5) 有垂体前叶功能减退可能，行垂体MRI平扫：未见明显异常。

电解质代谢紊乱： 血钠控制不佳，最高为 162mmol/L，呕吐、尿量增多。

肝功能不全：ALT、AST、ALP波动性升高，但后续肝功能好转时患者仍反复呕吐，无法解释病情。

感染：

1）　CMV抗原（PP65）：阳性＋10/5万。

2）　T-Spot：阳性。

3）　2021年1月8日肺HRCT：两肺炎症，较前（2020年12月16日CT）进展增多；2021年1月18日肺CT：两肺感染性病变考虑，以左侧显著，较前（2021年1月8日CT）吸收好转，请结合临床。

血液系统疾病：Hb进行性减低，2021年1月14日行骨髓穿刺术显示免疫分型未见明显异常原始或异常幼稚细胞群，成熟红细胞的大小不一，稍可见泪滴型红细胞占2%、球形红细胞占3%、破碎红细胞占2%，巨核细胞数量中等，产血小板功能差，2粒系增生，NAP积分偏高，必要时复查。考虑存在肾性贫血的可能。

十二指肠瘀滞：肠内营养，呕吐胆汁，但影像依据不足。

（2）后续检查及诊疗

复查血常规：WBC 22.0×10^9/L，中性粒细胞计数 14.74×10^9/L，淋巴细胞及单核细胞均升高，异型淋巴细胞6%，Hb 199g/L，PLT 29×10^9/L。合并肾功能不全，后续贫血，结合患者的病史及检查，考虑肾综合征出血热可能。查汉坦病毒PCR阴性；汉坦病毒IgG阳性，IgM阴性。

2021年1月19日多学科讨论：

1）　内分泌科：氢化可的松；1～2周后再开始补充优甲乐，0.5片qd起始，根据情况调整剂量；视情况再考虑是否补充雄激素。

2）　感染病科：患者的本次起病考虑流行性出血热。目前不需要特殊的抗病毒治疗，继续对症支持治疗。

3）　放射科：肺部炎症影像较前吸收好转，垂体MRI平扫提示前后叶信号减低，必要时增强以排除垂体微腺瘤。

4）　肾脏病中心：考虑急性肾损伤，病因不明，需考虑流行性出血热。患者目前的肾功能已基本恢复，但需告知患者的肾功能可能不能完全恢复正常，目前仍有多尿、贫血以及消化道症状，合并垂体功能减退。我科目前的诊断：急性肾损伤、肾性贫血。建议：①继续营养支持、对症支持治疗；②建议加用益比奥 3000U 皮下 tiw，加用口服铁剂；③若患者的尿量仍偏多，在激素替代基础上，可加用双克片 1 片 bid，监测尿量变化；④监测出入量，尽量维持出入量平衡，监测肾功能、电解质、血气等。

修正诊断及后续治疗方案：首先考虑汉坦病毒感染、急性肾损伤、肾性贫血；垂体前叶功能不全；肝功能不全。治疗上予氢化可的松、双克、肠内营养，患者的呕吐好转，电解质恢复正常范围，精神明显好转。但患者的尿量逐步增多，每日尿量大于 5000mL，尿比重为 1.003。请肾内科、内分泌科会诊：考虑尿崩症，可考虑加用去氨加压素，使用后尿量稍有减少。

（3）进一步思考及患者转归

汉坦病毒感染是否会因容量不足，进而发生垂体前叶功能不全？患者的反复呕吐症状是不是因为垂体前叶功能不全而合并肠道动力性问题？以及如何解释患者尿崩、脂肪酶升高？查阅资料及文献后了解到单独的垂体病变不会引起尿崩症，但有文献报道汉坦病毒感染后出现了 ADH 的异常，同时有资料显示汉坦病毒感染可以引发脑膜炎，继而导致垂体功能减退，影像学可表现为垂体的缺血或出血性改变。因此，目前对于患者的呕吐病因，考虑垂体前叶功能不全、合并肠道动力性问题、合并脑膜炎可能；尿崩症因汉坦病毒感染所致的可能性大。最终修正诊断：汉坦病毒感染、急性肾损伤、肾性贫血；垂体功能不全；尿崩症；肝功能不全。出院 4 个月，病情随访：糖尿病软食，肠内营养，氢化可的松、去氨加压素、PPI等对症支持治疗，呕吐好转，尿量 4000mL＋，体重 70kg，内分泌门诊随诊。

4．最终诊断

最终诊断为汉坦病毒感染，急性肾损伤，肾性贫血，垂体功能不全，尿崩症，肝功能不全。

5．疾病诊疗难点

本例患者因外院腹部CT表现及实验室指标被诊断为急性重症胰腺炎，后因反复呕吐症状不缓解，合并发热、肝肾功能异常、尿量改变入住肾内科，对症治疗后仍未好转，病因未明确。该患者虽有少尿期、多尿期特征性肾综合征出血热改变，但存在反复呕吐、电解质紊乱、脂肪酶升高等异常，无法直接进行解释，造成了诊断上的困难。

6．疾病知识回顾

汉坦病毒归属布尼亚病毒科，是一种有包膜分节段的负链RNA病毒，基因组包括L、M、S这 3 个片段，分别编码L聚合酶蛋白、G1 糖蛋白和G2 核蛋白。自然界中至少有 30 种不同的汉坦病毒，至少 12 种可导致人类疾病。汉坦病毒肾综合征出血热（hemorrhagic fever with renal syndrome，HFRS）是由汉坦病毒引起的一种自然疫源性疾病，是严重危害我国人民健康的病毒性疾病之一，为《中华人民共和国传染病防治法》规定的乙类传染病。该病流行广，病情危急，病死率高，危害极大。老鼠（黑线姬鼠）是主要的传染源。汉坦病毒可经过多种途径传播给人，包括接触啮齿动物，经呼吸道、消化道传播，螨虫传播以及母婴传播。

该病以发热、出血、充血、低血压休克及肾脏损害为主要临床表现。"三痛三红三点"被人熟知，但并不是所有的症状都会出现。三痛指头痛、腰痛和眼眶痛；三红指颜面、颈、胸等部位潮红；三点指软腭、腋下、胸背部出血。典型病例的自然病程常包括5个时期：发热期、低血压期、少尿期、多尿期、恢复期，每个时期都有各自的临床特点。血清学检测汉坦病毒抗体是诊断急性或既往汉坦病毒感染的主要方法，急性感染时存在特异性抗汉坦病毒IgM或抗汉坦病毒IgG滴度可增至4倍，由此可与既往感染相鉴别。除此之外，血常规检测中出现异型淋巴细胞，结合患者的临床表现可高度怀疑本病的可能。目前尚无针对汉坦病毒的特异性抗病毒治疗，一般只进行支持性治疗。

有文献报道肾综合征出血热患者在没有胰腺炎的证据下存在脂肪酶升高。另有文献表明汉坦病毒感染合并垂体前叶功能减退较多，而合并后叶功能减退病例相对少见。并且从发表的论文来看，垂体前叶功能减退大多能恢复，垂体后叶功能不全的预后不详，需要进一步研究。

参考文献

DANIEL, KITTERER, FERRUH, et al. Evaluation of lipase levels in patients with nephropathia epidemica–no evidence for acute pancreatitis Kitterer et al. BMC Infectious Diseases, 2015, 15: 286.

SCHWAB S, LISSMANN S, SCHFER N, et al. When polyuria does not stop: a case report on an unusual complication of hantavirus infection. BMC Infectious Diseases, 2020, 20: 713.

SOERAJJA, BHOELAN, THOMAS, et al. Hypopituitarism after orthohantavirus infection: what is currently known? Viruses, 2019, 11: 340

病例 23

咳、吐

朱林文思　赵　晶

（浙江中医药大学附属第一医院消化内科）

1. 病例介绍

（1）患者基本情况

基本信息： 女，31 岁。

入院时间： 2021 年 1 月 16 日。

主诉： 咳嗽 1 个月，加重伴发热呕吐 1 周。

现病史： 1 个月前患者着凉后出现咳嗽、咳痰，呈阵发性，痰色白质黏，伴咽痛、头晕，无畏寒、发热，无恶心呕吐，无腹痛、腹泻等其他不适。遂至当地卫生院就诊，予头孢克肟 0.2g 口服 3 天后，胃纳转差，咳嗽加剧后出现呕吐。2021 年 1 月 9 日至当地医院就诊，血常规＋CRP：白细胞计数 4.4×10^9/L，中性粒细胞 86%，Hb 86g/L，CRP 86.2mg/L。胸部CT：两肺感染性病变，考虑右侧胸腔有少量积液，予阿莫西林克拉维酸钾 1.2g bid 抗感染、补液等对症支持治疗后病情反复，咳嗽、咳痰加重，仍有头晕，伴发热乏力，最高体温达 38.6℃，腹痛、腹泻，一天约 7 ~ 8 次，为水样便，恶心呕吐，吐出物为胃内绿色胆汁。至今为求进一步治疗，遂至我院呼吸内科继续治疗。

既往史： 患者发育迟缓，平时的健康状况一般。

个人史、家族史： 无殊。

（2）入院查体

T 38.8 ℃，P 116bpm，R 20bpm，BP 122/78mmHg。神清，对答切题，口齿清晰，查体合作。头发大片脱落，全身皮肤黏膜无黄染，全身浅表淋巴结无肿大，颈软，颈静脉无充盈与怒张，气管居中，双侧甲状腺无肿大。呼吸音粗糙，闻及湿啰音，未闻及哮鸣音，心律齐、无杂音。腹部膨隆，下腹部压痛，无反跳痛及肌卫，肝脾未触及，Murphy's 征阴性，肠鸣音减弱，肾区叩击痛（－）。脊柱正常，活动正常，四肢异常，左臂明显浮肿，活动正常，关节正常，双下肢无浮肿。

（3）入院后辅助检查

1）　血气分析：酸碱度 7.454↑，氧分压 124.0mmHg↑，二氧化碳分压 33.0mmHg↓，氧饱和度 99.5%↑，渗透压 252.9mosm/L↓。

2）　血常规＋CRP：白细胞计数 6.9×10^9/L，中性粒细胞 80.6%↑，淋巴细胞 11.6%↓，血红蛋白 77g/L↓，血小板计数 391×10^9/L↑，超敏C–反应蛋白 81.20mg/L↑。

3）　血沉：94mm/h↑。

4）　降钙素原：0.999ng/mL。

5）　生化类：肌酐 44μmol/L↓，白蛋白 28.5g/L↓。

6）　大便常规＋OB：隐血（化学）3＋↑。

7）　甲状腺功能类：总三碘甲状腺原氨酸<0.61nmol/L↓，游离三碘甲状腺原氨酸<1.64pmol/L↓，甲状腺球蛋白抗体 76.83IU/mL↑，甲状腺过氧化物酶抗体 596.74IU/mL↑。

8）　染色体核型分析：21–三体综合征。

9）　TRAb、HCG＋性激素、血培养、霍乱弧菌培养、大肠埃希菌 O157H7、ANCA五项、肥达氏试验、抗结核抗体、糖化血红蛋白、外周血红细胞形态：未见异常。

10） 结核感染 T 细胞检测：结核感染 T 细胞试验（TB–IGRA）阳性↑。

11） 腹部增强 CT（图 23.1A）：阑尾增粗，考虑阑尾炎。回盲部多发淋巴结，部分增大。约第 6 组小肠及回盲部肠壁水肿伴黏膜强化。网膜及腹膜增厚，腹腔内有大量渗出性改变，腹膜炎。腹盆腔积液。附见：右侧胸腔积液。

12） 肺 CT（图 23.1B）：两侧胸廓对称，气管居中，两肺见斑片状及片状高密度影，边缘模糊。所见气管、各支气管腔通畅，右肺门部见肿大淋巴结。两侧胸腔有少量积液。心包有少量积液。附见：心腔密度降低。

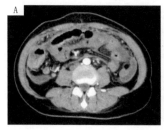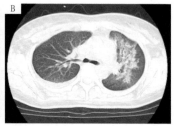

图 23.1 CT：A. 腹部增强 CT B. 肺 CT

13） 肠镜（图 23.2）：回盲部、升结肠病变，性质待病理检查确定。肠道有较多的血性肠内容物，影响观察。

14） 肠镜病理：（回盲瓣）黏膜中度慢性活动性炎伴炎性肉芽组织形成，内见少量的巨细胞，结合免疫组化结果，符合巨细胞病毒感染。免疫组化染色结果：CKpan（－）、CD20（部分＋）、CD3（部分＋）、CD138（部分＋）、CD68（部分＋）、CMV（＋）。特殊染色结果：抗酸染色未找到抗酸杆菌、PAS（－）、PAS–M（－）。

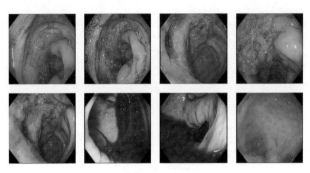

图 23.2 肠镜

2．初步思维过程

患者为青年女性，发育迟缓，因"咳嗽 1 个月，加重伴发热呕吐 1 周"入院，住院期间有大量的鲜血便，经抗感染治疗后效果不佳，结核 T-Spot 为阳性，腹部 CT 及肺 CT 均有阳性发现，肠镜见肠道多段病变，病理提示巨细胞病毒感染。需鉴别克罗恩病与肠结核。上述两种疾病的特点如下：1）肠结核特点包括常有肠外结核病史，病变主要涉及回盲部，多为横向溃疡，不呈节段性分布，瘘管及肛门周围病变少见，T-Spot 为阳性，诊断性抗结核治疗有效，病理发现干酪坏死性肉芽肿，腹部影像学为不对称肠壁增厚和坏死，肠系膜淋巴结增大。2）克罗恩病的特点包括：结肠镜下见典型的纵行溃疡、典型的卵石样外观，病变累及 ≥ 4 个肠段，病变累及直肠肛管；肛周病变（尤其是肛瘘、肛周脓肿），并发瘘管、腹腔脓肿，疑为 CD 的肠外表现（如反复发作口腔溃疡、皮肤结节性红斑等）。腹部影像学：对称性肠壁增厚，节段性受累，瘘管形成，肠系膜血管绞窄增加（所谓梳状征），肠系膜纤维脂肪增生。

该病例的肺部及肠道均有病灶，T-Spot 为阳性，一般的抗感染无效，首先考虑为肠道溃疡（考虑巨细胞病毒感染合并结核）。

3. 后续诊疗经过

（1）诊疗经过一

先后使用左氧氟沙星、头孢哌酮钠舒巴坦钠、美罗培南抗感染治疗，明确巨细胞病毒感染后加用更昔洛韦抗病毒，2021 年 2 月 2 日开始予糖皮质激素，并于 2021 年 2 月 10 日开始抗结核治疗。

（2）再次入院

1） 患者因"呕吐 10 天"于 2021 年 3 月 21 日再次入院。

2） 入院前 10 天患者着凉后出现咳嗽，无咳痰，进食后干咳、呕吐，呕吐物为未消化食物，每日 1～3 次。患者自述头痛，体温有升高，最高为 38℃，无头晕，无寒战，无腹痛、腹泻等其他不适。

3） 查体：颈抵抗弱阳性，巴宾斯基征阴性。

4） 辅助检查：

➤ 脑脊液三定检验报告：脑脊液氯 105.0mmol/L↓，脑脊液糖 2.15mmol/L↓，脑脊液总蛋白 345.0mg/dL↑。

➤ 脑脊液常规：潘氏试验阳性↑，混浊度微浊，有核细胞总数 522.00/μL，中性粒细胞 78.0%。

➤ 全谱维生素：维生素 A 0.23μg/mL↓，维生素 B_7 0.12ng/mL↓，维生素 B_9 2.50ng/mL↓。

➤ 脑脊液抗酸染色：阴性。

➤ 脑脊液外送自身免疫性脑炎结果：阴性。

➤ 脑脊液病原微生物宏基因组检测报告：未检出可能阳性的病原体，检出纹带棒杆菌、卡他莫拉菌。

➤ 头部 MRI：左侧脑桥、左侧小脑扁桃体信号异常，左侧桥小脑区、右侧三叉神经异常信号灶，建议 MRI 增强检查。

（3）诊疗经过二

继续抗结核治疗：利福平 450mg qd，异烟肼 0.4g qd，乙胺丁醇片 250mg qd，吡嗪酰胺 0.5g qd。利奈唑胺 0.6g qd，头孢曲松 3g qd。糖皮质激素治疗：泼尼松 30mg qd。

4. 最终诊断

最终诊断为肠道溃疡（考虑巨细胞病毒感染合并结核），脑膜炎（考虑结核性），唐氏综合征，继发性甲状腺功能减退症。

5. 疾病诊疗难点

本例患者因"咳嗽伴发热呕吐"入院，住院期间出现鲜血便，经抗感染治疗后效果不佳，结核感染T细胞试验（TB–IGRA）为阳性，完善肠镜后可见肠道多段病变，病理提示巨细胞病毒感染。肠道病变需要考虑克罗恩病与肠结核的鉴别诊断。回结肠型CD与肠结核的鉴别常很困难，因为除活检发现干酪样坏死性肉芽肿为肠结核诊断的特异性指标外，两病在临床表现、结肠镜下所见及活检所见常无特征性区别。因此，强调在活检未见干酪样坏死性肉芽肿情况下，鉴别依靠对临床表现、结肠镜下所见及活检的综合分析。本例患者在治疗过程中还出现结核性脑膜炎，也增加了治疗难度。

6. 疾病知识回顾

巨细胞病毒（cytomegalovirus，CMV）是人类疱疹科病毒的成员之一，健康人群感染后大部分为潜伏状态，但免疫低下人群易被重新激活，可累及眼、肝脏、肠道等多个地方，引起相关表现。巨细胞病毒性肠炎，是CMV感染在消化道的表现，患者可出现发热、腹痛、腹泻、消化道出血等症状。IBD患者则可表现为激素难治，其诊断标准包括：1）CMV IgM阳性和（或）CMV pp65抗原血症与（或）血浆CMV DNA qPCR检测阳性，提示CMV活动性感染；2）结肠黏膜组织HE染色阳性伴免疫组织化学染色阳性和（或）结肠黏膜组织CMV DNA qPCR阳性，可诊断为CMV结肠炎。如结肠镜检查发现有特殊内镜表现时，建议常规行活组织检查并进行鉴别诊断。更昔洛韦或缬更昔洛韦是治疗巨细胞病毒感染的一线药物，或者在出现耐药或骨髓毒性的情况下，可用膦甲酸钠治疗，总疗程为3～6周。

结核性脑膜炎的早期临床表现不典型，缺乏统一、可靠的诊断标准，导致早期诊断有困难。脑脊液抗酸染色的敏感性仅为25%。结核性脑膜炎患者的脑脊液和血清ADA均显著升高，当脑脊液ADA的临界值为9U/L时，诊断结核性脑膜炎患者的敏感性为91.3%。结核性脑膜炎诊断评分系统如下：咳嗽14天或以上、脑脊液中10～500个细胞和脑脊液中腺苷脱氨酶≥6U/L。

参考文献

薛猛，姒健敏.巨细胞病毒：激素难治性溃疡性结肠炎的一个可能病因.胃肠病学，2013，18（10）：6.

杨红，冉志华，刘玉兰，等.炎症性肠病合并机会性感染专家共识意见.中国实用内科杂志，2017，37（4）：14.

叶静，侯志丽，张映雪，等.肠结核与克罗恩病鉴别的研究进展.中国临床医生杂志，2020，12：48.

凶迹觅踪——铅中毒

颜 页

（温州医科大学附属第一医院消化内科）

1. 病例介绍

（1）患者基本情况

基本信息：女，44 岁，已婚。

入院时间：2021 年 7 月 12 日。

主诉：下腹痛 7 天。

现病史：患者 7 天前出现下腹痛，为持续性、程度较剧烈，难以缓解，无恶心呕吐，无便血，无腹泻，无肛门停止排气、排便，无尿频、尿急、尿痛，遂至当地医院就诊，考虑盆腔感染，予抗感染等对症处理，患者的腹痛无好转，2 天前遂至我院急诊科就诊，查妇科 B 超提示子宫粘连于腹壁，查腹部增强 CT 提示宫颈部可疑病变。2021 年 7 月 12 日日拟"腹痛待查"收治入院。患者起病来，神清，精神可，胃纳欠佳，睡眠欠佳，体重无明显增减。

既往史：20 多年前有剖宫产手术史。

个人史：无业，否认吸烟及饮酒史，否认食物、药物过敏史，否认输血及血制品接触史。

家族史：父母体健。

（2）入院查体

T 36.5℃，BP 120/70mmHg，P 70bpm，R 20bpm，腹部平坦，全腹软，下腹部有可疑压痛，无反跳痛，肝脾未触及，未触及腹部包块，肠鸣音 3 ~ 4 次/分。

（3）入院后辅助检查

1） 三大常规。血常规：白细胞计数 8.9×10^9/L，红细胞 3.05×10^{12}/L，血红蛋白 71g/L，平均红细胞体积 71fl，血小板计数 391×10^9/L，异常红细胞形态检测：红细胞大小不一，部分呈小细胞低色素改变，多染红细胞，嗜碱性点彩红细胞及椭圆形红细胞较易见；尿常规及粪便常规（－）。

2） 炎症指标：CRP<3.13mg/L；PCT 0.140ng/mL。

3） 血生化：总胆红素 33μmol/L，直接胆红素 17μmol/L，丙氨酸氨基转移酶 321U/L，天冬氨酸氨基转移酶 305U/L，谷氨酰基转移酶 276U/L；血清铁 48.7μmol/L，不饱和铁结合力 8.4μmol/L，总铁结合力 57μmol/L，铁饱和度 85%，铁蛋白 605μg/L，触珠蛋白 19.9mg/dL，糖水试验（－），乳酸脱氢酶 392U/L，促红细胞生成素 35.8U/L。

4） 肝炎病毒系列（－），自身免疫系列（－），肝抗原谱（－），EB 病毒（－），TORCH 系列（－），免疫球蛋白（－），IgG4（－）。

2. 初步思维过程

入院时病情总结：1）患者为中年女性，有急性病程；2）因"腹痛 7 天"入院，剧烈腹痛的程度与体征不相符；3）特检：急诊妇科 B 超提示子宫粘连于腹壁，本院急诊腹部增强 CT 提示宫颈部可疑病变；4）化验检查提示血象及炎症指标不高，小细胞低色素贫血，铁利用障碍，不明原因肝功能损害。

入院时诊断思路：1）患者的腹痛急性起病，外院考虑急性盆腔炎，给予1周的抗感染及解痉治疗，患者的腹痛无缓解；2）腹痛的剧烈程度与体征及腹部影像学表现不相符；3）进一步完善妇科检查，排除盆腔炎性疾病；4）患者伴有小细胞低色素性贫血、铁利用障碍，外周血检测提示嗜碱性点彩红细胞，是否存在重金属中毒？

入院初步诊断（图24.1）：腹痛待查，暂予解痉处理。

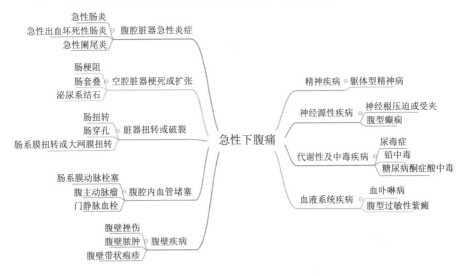

图24.1　急性下腹痛鉴别诊断思维导图

3. 诊疗经过

1）　急诊腹部增强CT（图24.2）：宫颈部可疑病变。

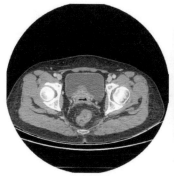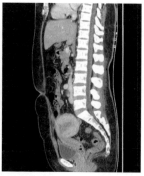

图 24.2 腹部增强 CT

2） HPV（－），TCT（－），阴道分泌物（－）。

3） 盆腔 MRI 平扫＋增强：未见异常。

4） 胃镜：慢性非萎缩性胃炎；肠镜：全结肠未见器质性病变。

5） 骨穿骨髓象（图 24.3）：骨髓增生活跃，嗜碱性点彩红细胞多见。

6） 尿液日晒试验：阳性（图 24.4）。

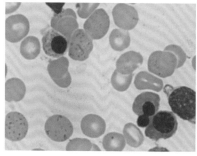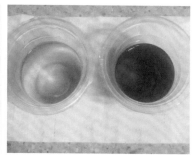

图 24.3 骨穿骨髓象　　　　　　　图 24.4 尿液日晒试验

7） 血卟啉病相关基因测序：阴性。

8） 全血铅测定：535μg/L。

9） 根据患者的急性腹痛病程，伴有结合小细胞低色素性贫血（表现为铁利用障碍，以嗜碱性点彩红细胞多见），伴有不明原因肝功能损害，结合血铅升高，诊断上考虑为铅中毒。治疗上予5%GS 500mL＋依地酸钙钠针 1g ivgtt qd连续用药 3 天（3 天为一个疗程，停药 4 天后可以开始第二个疗程）。一个疗程使用后，患者的腹痛较前明显缓解，血铅浓度较前降低。患者后续于我院门诊有规律地进行趋铅治疗，6 个月后患者复查的血常规及肝功能已恢复正常水平，血铅浓度降至正常水平。

4. 最终诊断

最终诊断为血铅中毒。

5. 疾病诊疗难点

本例患者急性腹痛起病，于当地医院首诊为急性盆腔炎，经抗感染及解痉治疗无效后至我院就诊，同时患者伴有小细胞低色素性贫血，不明原因肝功能损害，极易误诊。

6. 疾病知识回顾

铅中毒的原因包括：1）职业暴露（电池生产、铸造工作、涂装和建筑、采矿、铅釉陶瓷）；2）生活在涂含铅油漆的破旧房屋；3）传统药材：密陀僧、黑锡丹、红丹爽身粉等；4）化妆品及个人护理用品；5）污染的水源；6）使用含铅炊具及餐具等。血铅的吸收：主要通过呼吸道和胃肠道吸收，皮肤也有一定的吸收。对于职业暴露相关铅中毒，明确病史后，诊断相对容易。但生活性铅中毒由于不具有明确的铅接触史，在临床工作中极易误诊为其他系统疾病。本例患者因急性腹痛入院，合并小细胞低色素性贫血，表现为铁利用障碍，骨髓象提示嗜碱性点彩红细胞，符合铅中毒的血液系统表现，并且伴有不明原因肝功能损害。如在临床中遇见类似改变者，应警惕铅中毒的可能，仔细询问患者的相关病史及接触史，就不难确诊本病。

铅中毒的临床表现思维导图见图 24.5。

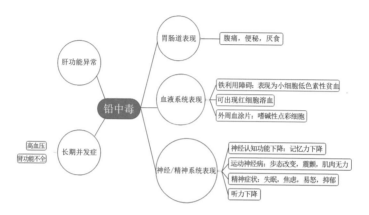

图 24.5　铅中毒的临床表现思维导图

参考文献

Centers for Disease Control（CDC）and Prevention. Adult blood lead epidemiology and surveillance（ABLES）.

KOSNETT M J，WEDEEN R P，ROTHENBERG S J，et al. Recommendations for medical management of adult lead exposure Environ Health Pespect，2007，115（3）：463.

NATIONAL RESEARCH COUNCIL. Potential health risks to DOD firing-range personnel from recurrent lead exposure. Washington DC：the National Academies Press，2013.

薛　猛

（浙江大学医学院附属第二医院消化内科）

1. 病例介绍

（1）患者基本情况

基本信息： 女，40 岁，已婚。

入院时间： 2021 年 7 月 20 日。

主诉： 反复腹痛 4 年多，再发伴加重 8 小时。

现病史： 患者 4 年前在无明显诱因下出现腹痛、阵发性绞痛，以脐周为重，伴恶心呕吐。腹部 CT 提示结肠内有较多的内容物影及粪石，肠管明显扩张，以升结肠显著。予禁食、胃肠减压后好转出院。4 年多来，患者的腹痛反复发作，经保守治疗后可缓解。8 小时前在连续加班后出现上腹痛、阵发性绞痛，以脐周为重，非放射性，伴恶心呕吐，呕吐物为胃内容，含胆汁样物，量少，吐后腹痛稍缓解，排便、排气停止，无畏寒、寒战。至我院急诊科就诊，查全腹增强CT 示肠管明显扩张，考虑结肠梗阻。以"肠梗阻"收住入院。

患者起病来，神清，精神软，胃纳差，睡眠欠佳，大便干结，5~7 天 1 次，小便可，体重 4 年来下降 3kg。

既往史： 体健。

个人史： 护士，否认吸烟、饮酒史。

家族史： 父母健在，兄弟姐妹健在，均体健。

（2）入院查体

BMI 19.69kg/㎡，R 19bpm，P 67bpm，T 36.7℃，BP 122/71mmHg。神志清，皮肤、巩膜无黄染，全身浅表淋巴结未及肿大，双肺呼吸音清，未闻及干湿性啰音。心律齐，各瓣膜区未闻及病理性杂音。腹部平软，上腹有压痛，无明显反跳痛，未触及包块。胆囊未及肿大，Murphy's征阴性，移动性浊音阴性。双肾区无叩痛，双下肢无水肿。

（3）入院后辅助检查

1） 血常规：WBC 14.8×10^9/L，Hb 124g/L，PLT 166×10^9/L。

2） 生化：白蛋白41.7g/L，超敏C-反应蛋白5.3mg/L，钾4.62mmol/L。

3） 粪常规＋隐血、粪便细菌培养及药敏：阴性。

4） 尿常规、凝血谱、肿瘤标志物全套、甲状腺激素全套、抗核抗体常规、抗心磷脂抗体、血沉、HIV＋丙肝＋梅毒＋乙肝三系：阴性。

5） 辅助检查：2017年肠镜示结肠多发溃疡，2018、2020年复查未见明显异常。

6） 2021年7月20日腹部CT（图25.1）：肠管明显扩张，考虑结肠梗阻。

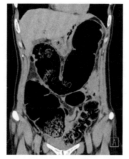

图 25.1　腹部 CT

2. 初步思维过程

入院时病情总结：1）患者为青年女性，慢性病程急性加重；2）因"反复腹痛4年多，再发伴加重8小时"入院；3）平时有便秘，此次发作伴有排气、排便停止，恶心呕吐；4）入院查体上腹部有压痛；5）腹部CT提示结肠梗阻。

入院时诊断思路：1）反复肠梗阻发作，有无器质性因素；2）年轻女性，体重下降，有无炎症性肠病可能？

入院初步诊断：肠梗阻。

3. 后续诊疗经过

1）予禁食、补液、胃肠减压、灌肠、莫西沙星抗感染。

2）甘油灌肠剂灌肠2天后腹痛、腹胀无好转。

3）于2022年7月22日内镜下肠梗阻导管置入。

4）肠梗阻导管置入3小时后，患者突发寒战、高热，心率加快，最快160次/分，心电图提示窦性心动过速。感染科会诊后，予泰能0.5g q8h静滴抗感染。急查血CRP 138.8mg/L，大肠外科会诊无肠穿孔等外科处理指征，建议用甘油灌肠剂灌肠，用肛管排气。心内科会诊，完善心肌酶谱、心超后无特殊处理。2小时后心率恢复正常。

5）泰能使用10天后，患者的体温恢复正常，CRP下降至33mg/L。肠梗阻导管连续3天无下行，予拔除。

6）予抗生素降级至左氧氟沙星静滴，复查肠镜（图25.2），见回肠末端、回盲瓣、结肠多发溃疡，以结肠肝曲附近溃疡为重。

7）完善其他血化验：T-Spot强阳性，EB病毒IgA阳性，艰难梭菌毒素阳性，粪便钙卫蛋白>1800μg/g。

8）诊断考虑：克罗恩病？肠结核？抗生素相关性肠炎？EB病毒引起肠炎？

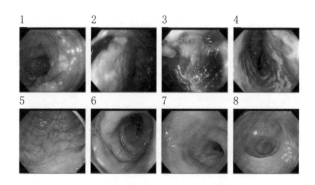

图 25.2　肠镜

9）病情变化：肠镜检查后，患者再次出现体温升高至 39.7℃，CRP 上升至 171.3mg/L。

10）将抗生素更改为泰能静滴＋万古霉素口服。复查 CT（图 25.3）提示：肠穿孔，位置可能在结肠肝曲。

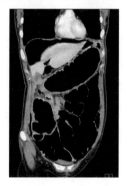

图 25.3　复查 CT 提示肠穿孔

11）请放射科、大肠外科多学科讨论

放射科主任：患者的 2017 年小肠 CT 已提示右半结肠冗长，和近期小肠情况相仿，考虑患者反复发生肠梗阻，倾向于由神经元发育异常引起，此次肠穿孔最严重的部位考虑位于右半结肠。

IBD 专科主任：患者的克罗恩病相关检查、自身免疫性相关检查无明显异常，2017 年肠镜示多发溃疡，但 2 年后自行痊愈，此次肠镜下溃疡及病理表现非特异性，考虑患者的多发溃疡为便秘、肠梗阻引起，暂不考虑克罗恩病。

大肠外科主任：建议行肠梗阻导管置入以保护小肠的功能，尽早行全结肠切除术。

12）2021年8月10日急诊再次置入肠梗阻导管。2021年8月11日行剖腹探查＋全结肠切除术（图25.4A～C）。术后病理：符合巨结肠同源病，神经节细胞减少型（图25.4D）。

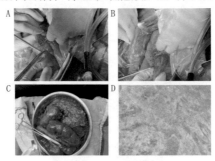

图25.4 A、B：术中所见肠穿孔部位；C：术后切除术的全结肠；D：术后病理

4．最终诊断

最终诊断为成人巨结肠同源病（Hischsprung's allied disease，HAD）。

5．疾病诊疗难点

本例患者因腹痛在消化内科首诊，结核杆菌、艰难梭菌、EB检测阳性，给诊断带来难度。患者为年轻女性，回肠末端、回盲瓣及结肠多发溃疡，不能排除炎症性肠病诊断。

6．疾病知识回顾

丹麦医学家Harald Hirschsprung在1886年柏林的儿科大会上，

首次对先天性巨结肠予以了系统性的描述，所以，这种病的英文名字又叫 Hirschsprung's disease（HD）。患者部分肠段的神经元完全缺失，80% 仅累及直肠、乙状结肠，部分累及全大肠，有类似 HD 的表现，包括腹胀、肠管扩张、慢性便秘。但直肠存在神经节细胞的疾病，称为成人巨结肠同源病（Hischsprung's allied disease，HAD），其有 1）肠神经节未成熟症；2）肠神经节减少症；3）肠神经元发育不良征（intestinal neuronal dysplasia，IND）；4）巨膀胱–小结肠–肠蠕动不良综合征（megabladder microcolon delayed peristalsis syndrome，MMIHS）；5）肠段节段性扩张；6）肛门括约肌失迟缓；7）慢性特发性假性肠梗阻（chronicidiopathic intestinal pseudo-obstruction，CIIP）。肛管测压提示肛管蠕动波紊乱；钡灌肠提示结肠冗长，钡残留；钡灌肠后，直肠高度扩张，24 小时后复查，大量的钡剂滞留无排出，直肠仍处于扩张状态，钡剂逆流至近端结肠。经肛门直肠全层活组织检查来确定肌间是否缺乏神经节细胞是术前最具有价值的确诊方法，但活检取材部位存在盲目性，阳性率不高。

可使用保守治疗，包括促动力剂、益生菌、抗生素、灌肠剂、泻药和止泻药等在内的药物治疗。胃肠减压和营养疗法也能改善患者状况。手术指征：依临床检查初步诊断后实行严格、系统性的保守治疗 3～6 个月。对于经治疗无效或有效后又复发者，手术治疗的基本原则为切除病变结肠，保留部分直肠以改善术后的排便功能。

参考文献

孙晓毅，王果，郭先娥，等.巨结肠类缘性疾病肛管测压、直肠黏膜活检和钡灌肠检查的意义.中华小儿外科杂志，2004，25（4）：331-334.

尹晔，杨继鑫，冯杰雄，等.2018 日本巨结肠同源病临床指南解读.中华小儿外科杂志，2010，31（11）：839-843.

柳　婧　叶玲娜　曹　倩

（浙江大学医学院附属邵逸夫医院消化内科）

病例 26

反复腹痛、贫血、低蛋白血症背后的元凶

1. 病例介绍

（1）患者基本情况

基本信息： 男，72 岁。

入院时间： 2021 年 12 月 10 日。

主诉： 反复出现反酸、腹胀 1 年多，再发 1 个月多。

现病史： 患者 1 年多前无明显诱因下出现腹胀，有反酸，进食过多后有呕吐，偶有腹泻，解水样便 3 ~ 4 次/天。无腹痛，无皮疹，无水肿等不适。住院检查示低蛋白血症（白蛋白最低为 23g/L）。上腹部增强 CT 提示：肠壁广泛水肿增厚。胶囊内镜示十二指肠多发隆起及充血，空肠弥散粗糙、充血、水肿及糜烂，考虑炎症，多发疤痕及大小不一憩室，建议结合临床及病理。结合胶囊内镜结果，当时诊断首先考虑"胃肠炎、小肠炎"。予补充白蛋白、泮托拉唑抑酸护胃，禁食补液等对症支持治疗后症状好转后出院。出院后门诊监测血常规、肝肾功能等指标恢复正常。1 个月前再次出现腹胀、反酸症状，进食后有恶心呕吐，胃纳差，平均 1 天吃 1 餐。偶有腹泻，2 ~ 3 次/天。2021 年 11 月外院血常规、生化未见明显异常，行胃肠镜未见明确异常。因反复腹痛的原因不明，再次来我院就诊。

既往史： 无殊。

个人史：大量吸烟、饮酒史。

家族史：无殊。

（2）入院查体

生命体征平稳，心肺查体无异常发现；腹软，无明显压痛、反跳痛，脐上可触及条块状包块（空腹时无，进食后明显，午后尤甚），质韧，可活动，听诊肠鸣音正常；余查体无殊。

（3）入院完善检查

1）血常规：WBC 6.3×10^9/L，Hb 115g/L，PLT 273×10^9/L。

2）生化指标：转氨酶及胆红素正常，Alb 23.8g/L，球蛋白 18.8g/L；叶酸、维生素 B_{12} 正常。

3）大小便常规：尿蛋白弱阳性；大便OB（＋）。

4）粪钙卫蛋白：正常。

5）感染筛查：结核感染T细胞有反应性。

6）CMV-DNA、EB-DNA：阴性。

7）肿瘤筛查：肿瘤标记物CA125 为 48.92U/mL，CA72-4 为 15.01U/mL。

8）血尿蛋白电泳、免疫固定电泳、游离轻链：未见异常。

9）免疫病筛查：免疫球蛋白、补体、IgG4、自身免疫抗体谱、ANA抗体谱：未见明显异常。

10）腹部淋巴结超声：中上腹肠系膜区多发低回声结节，考虑肿大淋巴结；左侧腹股沟多发淋巴结可及；后腹膜区、颈部淋巴结显示部分未见明显的肿大淋巴结；右腋下多发淋巴结可及。

11）腹水穿刺送检病原、抗酸染色、腹水XPERT均未见异常，后复查腹水量小，难以再次穿刺。

12）腹部增强CT（图26.1）：腹腔局部肠管扩张积液，十二指肠、结肠、小肠多发憩室。肠系膜根部多发淋巴结，部分肿大，较

1年前新发，腹盆腔有积液。

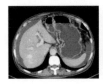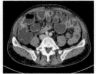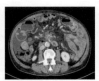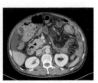

图 26.1　腹部增强 CT

2．初步思维过程

患者为中年男性，有慢性病程，反复发作，发作时影像学提示肠管扩张，并且存在腹腔多发肿大淋巴结，但进一步病因筛查时，包括结核、克罗恩病等均无依据。

针对影像学的检查结果，与影像科沟通，进一步阅片后我们发现，患者的腹腔有部分"扩张的肠管"，其实并非由肠梗阻所致，而是巨大的憩室！

反思患者腹痛的病因，慢性病程，迁延不愈，筛查了相关病因，包括结核、肿瘤、病毒感染、自身免疫性疾病等，均没有一个指向性的结果，但小肠多发憩室确实非常突出。因此，患者的腹痛反复发作的原因在憩室炎。

如此多发的小肠憩室，其病因通常为继发，因此，完善钡条试验，提示动力异常。

至此，患者的诊断明确，但治疗却成为难题。

3．后续诊疗经过

入院后经抗感染、肠外营养等支持治疗，腹痛症状有部分好转，但一旦开放饮食，腹痛就反复发作，改善动力障碍等治疗均没有显著的效果。患者反复出现腹痛有1年多，症状显著影响平时的生活。

对于内科治疗效果欠佳的憩室炎，确实可以考虑手术。但患者的CT上提示憩室病变较为广泛，若想要缓解症状，手术可能会导致切除肠道过多，导致营养不良等困扰。而CT对于如此多的憩室，很难给病变范围做出一个精准的评估，胶囊内镜则有极高的嵌顿风险。小肠镜可以更清楚地评估病变的范围，但因为患者高龄且有低蛋白血症、多发憩室，小肠镜的风险也极高，尤其是穿孔风险。

经过多次内外科讨论，以及与患者的充分沟通后，患者接受了小肠镜检查。小肠镜（图26.2）显示，尽管患者的CT提示存在广泛的憩室，但主要的憩室多集中于空回肠交界处，经肛约3.5m、经口约1m的肠道基本正常，因此非常适合手术！

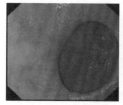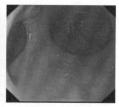

图26.2　小肠镜

术前行消化道造影，见图26.3。

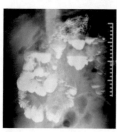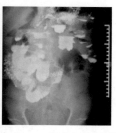

图26.3　消化道造影：空肠多发憩室，大者约40mm，左中上腹小肠腔局限扩张积气，可见数个小气液平，90分钟再次摄片，小肠腔内仍见较多的对比剂滞留

明确病变后，患者终于接受手术治疗。术中见图26.4：距离屈氏韧带50～130cm空肠多发憩室，切除病变肠管，行功能性端端吻合，剩余小肠有450cm。剩余小肠无肉眼可及病变。

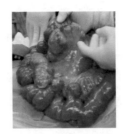

图 26.4　手术见空肠多发憩室

4．最终诊断

最终诊断为小肠憩室病。

5．疾病诊疗难点

患者为老年男性，有慢性病程，症状突出但不具有特异性，结合患者的初步辅助检查，初诊时考虑需排除多类肠道疾病，如肿瘤、结核、炎症性肠病等。在充分排除上述疾病后，最终将诊断定位于动力性疾病继发小肠憩室。患者的多发憩室在影像表现上具有一定的迷惑性，起初扩张的憩室被判断为小肠梗阻继发所致，后续重复阅片方现端倪。而在诊断后，患者的治疗也存在挑战，影像提示患者的病变广泛，故手术治疗的风险极高而获益不明确，但借助小肠镜才最终明确患者的病变范围实则较为局限，适合手术。因此，这一例小肠憩室病的患者在诊断、治疗方面都具有一定的挑战性。

6．疾病知识回顾

小肠憩室病多由动力障碍、小肠动力不足继发而来，多数发生于空肠。因反复憩室炎可能导致贫血、低蛋白血症、肠梗阻，因此患者很可能会被误诊为炎症性肠病。其治疗以保守治疗为主，但若出现消化道出血、梗阻、穿孔等，亦可考虑手术。本例患者的难点在于评估病变以制订合理的手术策略，在能达到缓解症状的同时，尽量减少手术对后期生活质量的影响，小肠镜在这一例患者评估中起到了至关重要的作用。本例患者在手术后的症状得到显著改善，但远期预后还需要进一步随访。

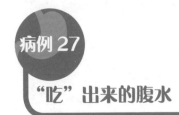

杨胜杰

（浙江省长兴县人民医院消化内科）

1. 病例介绍

（1）患者基本情况

基本信息： 男，62岁，已婚。

主诉： 反复腹胀1个月。

现病史： 患者1个月前在无明显诱因下出现腹胀，伴乏力纳差，偶有右上腹痛，无发热、呕血、黑便等，大便正常，小便量较前减少，体重增减不详，门诊查腹部彩超提示"肝脏回声增强、腹腔积液"，门诊拟"腹水待查"收住。患者起病来，神清，精神可，胃纳、睡眠欠佳，体重无明显增减。

既往史： 患者有高血压病史4年，长期口服"替米沙坦"降压，血压控制一般；否认"糖尿病、冠心病"等病史，否认"肝炎、结核、血吸虫病"等传染病史，否认食物、药物过敏史，有"阑尾切除术史"。

个人史： 农民，有吸烟史30多年，约20支/天，有饮酒史20多年，主要为白酒，约5两/天，否认近期药物服用史。

家族史： 父母已故，兄弟姐妹健在，均体健。

（2）入院查体

BMI 20.70 kg/㎡，R 19bpm，P 85bpm，T 36.6℃，BP 130/70mmHg。

全身皮肤、巩膜无黄染，无肝掌、蜘蛛痣。双下肺呼吸音稍低。腹膨隆，未见腹壁静脉曲张，腹部皮下水肿，肝区叩痛阴性，右上腹轻压痛，无反跳痛，移动性浊音阳性。双下肢无水肿，无色素沉着。

（3）入院后辅助检查

1） 血常规：WBC 6.91×10^9/L，N 73.4%，RBC 4.32×10^{12}/L，PLT 167×10^9/L。

2） 血生化：ALT 163IU/L，AST 82IU/L，ALP 184IU/L，GGT 105IU/L，TB 46.8μmol/L，DBIL 29.2μmol/L，Alb 35.7g/L。

3） 凝血功能：PT 20.0s，D-二聚体 2630μg/L。

4） 肿瘤标志物：CA125 为 245.4U/mL。

5） 粪便RT＋OB：隐血＋。

6） BNP、甲状腺功能、术前八项、肝炎系列、心肌酶谱、血氨、自身抗体：未见明显异常。

7） 心电图：窦性心律不齐。

8） 胸部CT：双侧胸腔有少许积液，左肺上叶见一结节灶，建议年度复查，右肺见一肺大疱。

9） 复查肝胆超声：提示肝脏体积稍增大、肝实质回声增强、腹腔积液。

2．初步思维过程

入院时病情总结：1）患者为老年男性，亚急性起病；2）因"反复腹胀1个月"入院，有腹水；3）彩超提示肝脏体积增大，肝脏回声增强；4）辅助检查提示转氨酶、胆红素轻度升高，提示肝功能损害。

入院时诊断思路：1）患者有腹胀、腹水，腹水原因不明；2）患者无慢性肝病，有自身免疫性疾病史，但患者有长期饮酒史，有酒精性脂肪肝后肝硬化的可能，但彩超未见肝脏体积缩小等肝硬化表现，肝硬化失代偿期证据不足；3）需明确腹水来源，鉴别腹水性质，不排除肿瘤性、结核性腹水的可能。

入院初步诊断及诊疗经过：腹胀、腹水待查，予多烯磷脂酰胆碱护肝，予螺内酯、托拉塞米利尿、泮托拉唑针抑酸护胃等对症支持治疗，完善 PPD、T-Spot、血沉、腹水穿刺、胃镜、腹部增强 CT。

3. 后续诊疗经过

1）腹水检查：黄色微浑浊液体，WBC 416×10^6/L，LDH 227IU/L，ADA 6.1U/L，CA125 为 365U/L，未见肿瘤细胞。

2）PPD、T-Spot：阴性，血沉不高。

3）胃镜：慢性萎缩性胃炎伴糜烂，未见明显食管胃底静脉曲张等门静脉高压表现。

4）腹部增强 CT（图 27.1）：动脉期早期可见少许不均匀强化灶，但静脉期及门脉期未见明显的花斑样、地图状、斑片状强化。

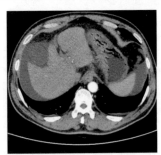

图 27.1 腹部 CT

5）再次思考：患者的腹水待查，肝脏体积增大，但无明显肝区叩击痛，无食管及胃底静脉曲张。①肝炎系列正常，暂不考虑病毒性肝炎；②患者虽有腹水、肝大表现，但白蛋白为 35.7g/L，黄疸指数升高不多，不考虑急性肝衰竭；③既往无肝病病史、无血吸虫病史，影像学及血化验均不支持肝硬化、肿瘤等；④PPD、T–Spot、血沉均为阴性，目前的结核的可能性低；⑤腹部增强CT提示动脉期早期可见不均匀强化灶，是否可能为肝血窦阻塞综合征（sinusoidal obstruction syndrome，SOS）？但患者的增强CT在静脉期及门脉期未见明显异常强化，并且患者否认中药服用史，下一步如何诊治？

6） 再次询问病史，患者再次否认中药、保健品服用史，询问患者平时所饮酒的具体品种。患者告知为白酒，2个月前曾饮用药酒1缸，具体中药有土三七、石斛等。

7） 患者发病前有土三七服用史，考虑SOS的可能性大，完善肝脏增强MRI，必要时肝穿刺（因患者存在大量的腹水，未行肝穿刺病理检查）。

8） 肝脏增强MRI（图27.2）：肝脏不均匀"地图样"强化，提示HVOD。

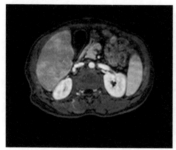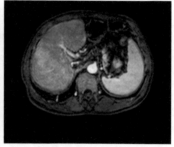

图27.2　肝脏增强 MRI

9） 根据患者的临床表现，肝脏增强MRI表现"土三七服用史"，诊断"肝血窦阻塞综合征（SOS），中度，亚急性期"。予治疗上加予前列地尔来改善微循环，辅以川青注射液，未予肝素等抗凝治疗，经10多天治疗后患者的腹水减少，后自行前往上级医院治疗，行腹部增强CT检查发现门静脉主干及其分支、脾静脉和肠系膜上静脉主干以及部分分支内见多发充盈缺损，提示门静脉系统血栓形成。因大便隐血持续为阳性，未行抗凝治疗，未行肠镜检查，未行TIPS，予对症治疗后再次转入我院治疗，入院时凝血功能提示PT延长，大便隐血＋＋＋，Hb106g/L，治疗同前次住院。再次入院后第3天突发持续性腹痛，后解血便大量，伴血压进行性下降，心率增快，四肢冰凉，立即给予扩容、升压等对症支持治疗。患者拒绝转入ICU治疗，放弃治疗，于当日自动出院。后电话随访，家属告知患者出院后当日死亡。

4. 最终诊断

最终诊断为肝血窦阻塞综合征（SOS）。

5. 疾病诊疗难点

本例患者因腹胀伴不明原因腹水在消化内科首诊，因亚急性起病，腹水原因不明，缺乏特异性表现，增强CT表现不典型，并且患者多次否认中药服用史，而SOS较少见，故未能早期诊断。本病尚无特效疗法，SOS可引起门静脉压力增高、血液淤滞，从而致门静脉血栓形成。本例患者因门静脉高压及门静脉系统血栓而引起肠壁大量瘀血，继发肠道缺血、坏死及出血性改变，加之门静脉血栓形成会导致凝血因子大量消耗，PT延长，引起继发下消化道出血，从而导致死亡。

6. 疾病知识回顾

肝血窦阻塞综合征（SOS），又被称为肝小静脉闭塞病，是以腹水、肝大、黄疸为主要临床表现的一组综合征。其发病机制是由多种原因导致肝小叶中央静脉和小叶下静脉损伤从而引起管腔狭窄或闭塞，进而产生肝内窦后性门静脉高压症。在国外，该病的病因以骨髓造血干细胞移植为主，在国内则以服用含有吡咯烷生物碱的中草药引起为主。

目前国际上常用的临床诊断标准有巴尔的摩标准：TB ≥ 34.2μmol/L，伴有移植后 3 周内出现以下任何 2 ~ 3 项表现者：1）肝大伴肝区疼痛；2）腹水；3）比基础体质量增加 5%以上。改良的西雅图标准：移植后 20 天内至少发生以下 2 项者：1）TB ≥ 34.2μmol/L；2）肝大或右上腹肝区痛；3）由腹水导致或原因不明的体质量增加 >2%。"南京标准"：有明确服用含吡咯烷生物碱植物史且符合以下 3 项或通过病理确诊，同时排除其他已知病因所致的肝损伤：1）腹胀和（或）肝曲疼痛、肝大与腹水；2）血清 TB 升高或其他肝功能异常；3）典型的增强 CT 或 MRI 表现。

根据其病程进展可分为 3 期：1）急性期，多有明显的肝损伤，黄疸和脾大较少见或轻度脾大。2）亚急性期，以肝肿大和腹水为主要表现，可时轻时重或急性发作。有时经过隐匿，病程可达数月以上。肝损伤亦时轻时重。3）慢性期，以门静脉高压为主，肝脏出现硬化，脾大明显，并伴有顽固性腹水。少数 SOS 患者可出现食管胃底静脉曲张，甚至破裂出血、肝性脑病、肝肾综合征等。

治疗：1）根据文献资料，对 SOS 目前尚无特效疗法，对于轻度SOS，给予对症支持治疗。中重度的治疗包括停用对肝脏有损伤的药物，保肝对症，加强营养支持，补充白蛋白、维生素，维持水、电解质及酸碱平衡，及时处理并发症等。2）组织纤溶酶原激活物治疗 SOS 的有效率约为 29%，但出血风险高达 88%，尤其是对于中重度患者目前并不推荐。3）常规应用肝素亦可明显增加出血概率，不主张使用（也有文献表示急性期及急性期患者应进行抗凝治疗）。4）糖皮质激素的应用也颇有争议，大剂量的甲泼尼龙可能有效，但需小心感染的风险。5）抗凝血酶可能对预防 SOS 有益，临床试验中未能证明有效。6）熊去氧胆酸（ursodeoxycholic acid，UDCA）

建议用于 SOS 的预防。7）去纤苷（defibrotide，DF）对 SOS 有较好的治疗效果，它可以保护内皮细胞、抑制纤维蛋白沉积，具有抗血栓、抗炎性反应和抗缺血的特性，但国内未上市。8）经颈静脉肝内门体分流术对 SOS 的作用尚不明确，有报道认为经颈静脉肝内门体分流术可以被用来缓解 SOS 患者的门静脉高压，减少 SOS 患者的腹水。对于其他一些患者，研究者认为经颈静脉肝内门体分流术可使病情恶化并且不能改善预后。9）肝移植已被认为是治疗 SOS 的一种有效方法，不过，只有重度肝衰竭且预计移植后能长期存活的患者才考虑肝移植。

病例 28

又是腹痛！

张良舜

（浙江省宁波市医疗中心李惠利医院消化内科）

1. 病例介绍

（1）患者基本情况

基本信息：男，61 岁，已婚。

入院时间：2022 年 1 月 16 日。

主诉：腹痛 20 天。

现病史：患者于 20 天前无明显诱因下出现腹痛，发病位置在上腹部，呈持续性胀痛，伴阵发加剧，疼痛较剧烈，持续两天后自行缓解，后再发，性质同前，无恶心呕吐，无腹泻，无发热，无咳嗽、咳痰，无皮肤、巩膜黄染，遂至县人民医院就诊。2022 年 1 月 7 日，白细胞计数 13.66×10^9/L，中性粒细胞百分比 56.9%，嗜酸性粒细胞百分比 17.6%，ALT 33U/L，AST 24U/L，CRP 24.1mg/L。2022 年 1 月 10 日，腹部增强 CT：脂肪肝，肝脏多发囊肿。有胆囊炎。胆总管壁稍增厚，考虑胆管炎。十二指肠球壁增厚，炎性病变的可能性大，请结合临床。两肾多发囊肿，部分高密度囊肿。前列腺钙化灶。2022 年 1 月 16 日，胃镜＋肠镜报告：1）十二指肠球降之间有溃疡（性质待病理检查确定，建议全腹部 CT 平扫检查，排除溃疡穿孔的可能）；2）十二指肠球炎；3）慢性浅表性胃炎伴糜烂（幽门管、胃窦、胃角、胃体）；4）食管黏膜糜烂（建议药物治疗 2 个月复查）。

大肠有多发性息肉。2022年1月16日，MRCP报告：考虑胆总管下段炎性狭窄；胆囊炎、胆囊底部有增生性病变；胰管胰头钩突部走行呈盘圈状。因无法明确病因及治疗效果不佳，来我院进一步诊治，门诊以"腹痛待查"收入院。患者起病来，神清，精神可，胃纳、睡眠欠佳，体重无明显减轻。

既往史：3年前因阑尾炎行阑尾切除术。

个人史：否认饮酒史及吸烟史。

家族史：父母健在，兄弟姐妹健在。

（2）入院查体

患者神清，精神可，皮肤、巩膜无黄染，四肢末端可见瘀斑（图28.1）。全身浅表淋巴结未及肿大，两肺呼吸音清，未及干湿性啰音，心率75次/分，律齐，未闻及明显病理性杂音。腹平，无腹壁静脉曲张、色素沉着，未见胃肠型及蠕动波。腹软，上腹压痛，无反跳痛及肌卫，未及包块，肝脾肋下未及，胆囊区无叩痛，Murphy's征阴性，肠鸣音4次/分，移动性浊音阴性，双下肢无浮肿，病理征阴性。

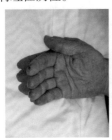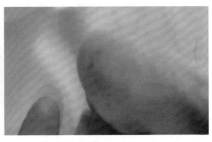

图28.1 四肢末端瘀斑

（3）入院后辅助检查

1） 全血C-反应蛋白32.32mg/L↑。

2） 血常规：白细胞计数25.6×10⁹/L↑，嗜酸性粒细胞分类

47.3%↑，血红蛋白 140g/L，血小板计数 $132×10^9$/L。

3） 前列腺肿瘤补充检测：FPSA/TPSA0.21F/T↓。

4） 铁蛋白：370.0μg/L↑。

5） 凝血功能＋D-二聚体＋FDP：D-二聚体 400μg/L DDU↑。

6） 胃泌素 17：178.27pmol/L↑。

7） 生化筛查＋补充（住院）：白蛋白 34.8g/L↓，葡萄糖 3.02mmol/L↓。

8） 抗核抗体谱：抗核抗体 1∶1000 阳性↑，核型核均质↑。

9） 常规心电图：窦性心律；心电轴左偏 3.SV4＋SD：4.42mV，提示左心室高电压。

10） 心脏彩超：左房偏大，室间隔增厚，主动脉根部偏宽，主动脉瓣局部退行性变，左室舒张功能减退。

2．初步思维过程

入院时病情总结：1）患者为老年男性，急性病程；2）因"腹痛 20 天"入院；3）外院检查提示十二指肠溃疡和胆管炎。嗜酸性粒细胞比例升高。

入院时诊断思路：1）患者的外院胃肠镜病理未提示嗜酸性粒细胞性胃肠炎，外周血嗜酸性粒细胞高，不能解释肠外症状；2）急性胆管炎、腹型过敏性紫癜、寄生虫感染需要排除诊断；3）患者的四肢指尖瘀斑是否与腹痛相关仍存疑。

入院初步诊断及诊疗：诊断腹痛待查，予抑酸解痉治疗。

3．后续诊疗经过

1） 再次行胃肠镜检查（图 28.2、图 28.3），希望通过重新活检获得有用的诊断信息。

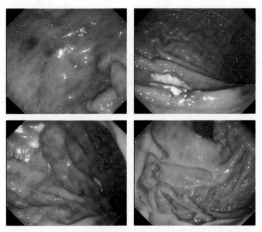

图 28.2 胃镜：有多处黏膜呈现体表类似的瘀斑样表现

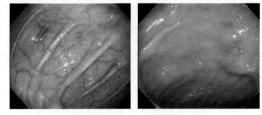

图 28.3 肠镜：有部分黏膜糜烂

胃肠镜病理：

（食管，活检）黏膜慢性炎伴鳞状上皮轻度增生，局部可见柱状上皮伴中性粒细胞浸润。（胃体黏膜，活检）黏膜慢性炎，局部少量散在嗜酸性粒细胞浸润，HP（－）。（胃窦黏膜，活检）中度慢性浅表性胃炎，轻度肠化，HP（－）。（十二指肠球部，活检）黏膜慢性炎伴中性粒细胞浸润及少量嗜酸性粒细胞浸润，请结合临床。

（直肠，活检）大肠黏膜组织伴少量散在嗜酸性粒细胞浸润。（盲肠，活检）管状腺瘤伴低级别上皮内瘤变，间质局部嗜酸性粒细胞浸润（>20 个/HPF），请结合临床。（升结肠，活检）大肠黏膜组织伴大量的嗜酸性粒细胞浸润或聚集（局部>100 个/HPF），请结合临床。（回肠末端，活检）小肠黏膜组织伴嗜酸性粒细胞浸润（>20个/HPF），请结合临床。（横结肠，活检）大肠黏膜组织伴少量的散在嗜酸性粒细胞浸润。

2） 头颅 CT 提示：双侧眼眶扫描未见异常，见上颌窦炎。

3） 根据患者的胃肠镜、病理结果以及皮肤表现，追问患者得知曾有反复鼻塞、流涕 5 年，视神经炎 2 年的病史，诊断"嗜酸性肉芽肿性多血管炎"。

4） 治疗上先后予"甲泼尼龙 40mg qd×3 天，200mg gd×5 天，80mg qd×4 天，60mg qd"抗炎，"静脉丙种球蛋白 20g gd ivgtt×5 天"增强免疫力，"舒普深 2.0g 8 小时、甲硝唑 0.5g g8h"抗感染，"SMZ2# qd po"预防感染，"低分子量肝素 0.4qd、前列地尔、银杏达莫"抗凝活血，"匹维溴铵、雷贝拉唑、铝碳酸镁"护胃，降压等对症支持治疗。

4．最终诊断

最终诊断为嗜酸性肉芽肿性多血管炎（eosinophilic granulomatosis with polyangiitis，EGPA）。

5．疾病诊疗难点

本例患者因腹痛在消化内科首诊，外院虽已行胃肠镜检查，但是没有坚持向嗜酸性粒细胞性胃肠炎诊断上考虑。结合嗜酸性粒细胞增多、腹痛及胃肠镜下的表现，需要考虑嗜酸性粒细胞性胃肠炎。但是嗜酸性粒细胞性胃肠炎无法解释皮肤等消化道外表现，EGPA 在消化道的表现类似嗜酸性粒细胞性胃肠炎，所以该病的诊断过程是极力去用完美的结果来解释所有的疑问。

6. 疾病知识回顾

嗜酸性肉芽肿性多血管炎（EGPA）是一种罕见的风湿免疫性疾病，诊断标准总结如图28.4。目前，我国还没有完整系统的EGPA流行病学资料。据国外文献报道，EGPA总患病率为（10.7 ~ 14.0）/ 100万人。EGPA 是一种全身性血管炎性疾病，其主要特点为累及全身中小血管的坏死性血管炎、组织器官 EOS 浸润和血管外肉芽肿形成，患者往往还伴有难治性的哮喘和外周血嗜酸性粒细胞增多。EGPA 的病因尚不清楚。在 40% 的病例中可见抗中性粒细胞胞浆抗体（anti neutrophil cytoplasmic antibody，ANCA）。主要有三个阶段，各阶段可相互重叠：1）第一阶段：有前驱症状，该期可持续数年。患者可有过敏性鼻炎、鼻息肉、哮喘或兼而有之。2）第二阶段：典型表现为外周血和组织中嗜酸性粒细胞增多。临床表现类似吕弗勒综合征，包括慢性嗜酸性粒细胞肺炎和嗜酸性粒细胞性胃肠炎。3）第三阶段：形成极有可能危及生命的血管炎。全身症状（比如发热、不适、体重减轻）在这一阶段常见。

2018—2020 年中国专家共识和日本 JCS 指南	2022 年 ACR/EULAR 新版 EGPA 分类标准
分类标准参考 1990 年 ACR 标准。有 / 无病理资料的临床表现 6 条标准中符合至少 4 条： 哮喘样症状； 嗜酸性粒细胞＞ 10%； 单发或多发性神经病变； 肺浸润； 鼻窦炎； 活检发现血管外嗜酸性粒细胞浸润	临床标准： 阻塞性气道疾病（＋3）； 鼻息肉（＋3）； 多发性单神经炎（＋1）； 实验室及病理活检标准： 嗜酸性粒细胞计数≥1×10^9/L（＋5）； 病理示血管外嗜酸性粒细胞为主的炎症或骨髓嗜酸性粒细胞增加（＋2）； cANCA/ 抗 PR3 抗体阳性（−3）； 镜下血尿（−1）。 在排除类血管炎后，总分≥6分，诊断为中小血管炎的患者可被归类为 EGPA

图 28.4 诊断标准

陆诗嫒　马剑娟　王彩花

（浙江大学医学院附属第二医院消化内科）

1. 病例介绍

（1）患者基本情况

基本信息： 女，67 岁，已婚。

入院时间： 2022 年 8 月 17 日。

主诉： 发现腋下肿块 18 个月，胰腺肿大 1 周。

现病史： 患者 18 个月前在无明显诱因下发现腋下淋巴结肿大，未重视诊疗。3 周前无明显诱因下发现双侧颌下肿块，无红肿热痛，无压痛，无发热，至外院就诊，检查探及多部位淋巴结，淋巴结穿刺术病理提示有 IgG4 相关疾病的可能，建议转我院风湿免疫科诊疗，遂于 1 周前至我院就诊，门诊查肝胆胰 B 超提示"胰腺肿大伴回声不均"。患者起病来，神清，精神可，胃纳可，睡眠一般，二便如常，体重无明显增减。

既往史： 有眼干、口干主诉、关节炎，现未治疗。高血压病史 8 年，口服氨氯地平（5mg，qd）、倍他乐克（47.5mg，qn），血压控制在 120 ~ 130/80 ~ 90mmHg；冠状动脉粥样硬化性心脏病病史 10 年（PCI术后），口服阿司匹林肠溶片（100mg，qn），目前停药 1 周；高脂血症病史 8 年，口服阿托伐他汀（20mg，qn）、依折麦布片（10mg，qd）降血脂。

个人史: 无殊。

家族史: 无殊。

（2）入院查体

BMI 22.89kg/㎡，R 19bpm，P 65bpm，T 36.3℃，BP 131/68mmHg。神志清，精神可，皮肤、巩膜无黄染，双侧颌下各见一肿块，直径为 3cm 左右，质硬，边界清，活动可，无压痛，表皮无发热，两腋下可及多发肿大淋巴结，最大约为 2.5cm，浅表淋巴结未及明显肿大。心肺查体未及异常。腹部平软，无压痛、反跳痛、肌紧张，肝脾肋下未及，Murphy's 征阴性，移动性浊音阴性。双肾区无叩痛，双下肢无水肿，神经系统检查无殊。

（3）外院及入院后辅助检查

1） 血常规：WBC 4.9×10^9/L，Hb 131g/L，PLT 199×10^9/L。

2） 免疫球蛋白＋补体（外院）：IgG 26.10g/L↑，血 κ 轻链 5.18g/L↑，血 λ 轻链 3.15g/L↑。

3） IgG4：30.20g/L↑。

4） 生化：总蛋白 89.0g/L↑，白蛋白 39.2g/L，球蛋白 49.8g/L↑，白蛋白/球蛋白 0.79↓，电解质无殊。

5） 肿瘤标志物全套：无殊。

6） 粪常规＋隐血、粪便艰难梭菌毒素、粪便细菌培养及药敏：阴性。

7） 尿常规、凝血谱、甲状腺激素全套、抗核抗体常规、抗心磷脂抗体、血沉、痰找真菌荧光、痰抗酸染色、HIV＋丙肝＋梅毒＋乙肝三系：阴性。

8） 双侧颌下、颈部、锁骨上、腹股沟、腋下淋巴结彩超（外院）：双侧颌下腺内可见多发的低回声，界清，皮髓质不清，淋巴门结构可见，大小约为 1.90 ~ 2.93cm；双侧颈部可见多个低回声结节，界清，形态规则，皮髓质结构清，大小约为 0.34 ~ 0.97cm；左侧锁骨上可见 2 ~ 3 个低回声结节，界清，形态饱满，皮髓质结构欠清，其一大小约为 0.39 cm×0.26cm；双侧腹股沟可见多低回声结节，界清，形态稍饱满，皮髓质结构尚清，大小约为 0.68 ~ 1.12cm；双侧腋下可见数枚低回声结节，界清，皮髓质结构不清，大小约为 1.67 ~ 2.42cm。

9） 淋巴结穿刺病理（外院）：（右侧腋下淋巴结穿刺）CD20（部分＋）、CD3（部　分＋）、Ki067（40%＋）、CD21（示 FDC 网）、Kappa ISH（＋）、Lambda ISH（＋）未见明确轻链限制、IgG4（约 150 个/HPF），IgG（＋），淋巴组织伴滤泡间区增生，可见较多的浆细胞浸润，IgG4＋细胞约 150 个/HPF，IgG4＋相关性淋巴结病不能除外；（右侧颌下腺组织穿刺）IgG4（约 150 个/HPF），IgG（＋），涎腺组织，伴间质纤维组织增生、较多的淋巴浆细胞浸润，IgG4＋细胞约 150 个/HPF，不能排除 IgG4 相关性疾病。

10） 肝、胆、脾、胰彩超（图 29.1）：胰腺体积增大，包膜欠光整，实质回声减低、不均，头部厚约 2.90cm，体部厚约 2.32cm，尾部厚约 2.89cm，主胰管可见扩张，内径宽约 0.25cm。CDFI：实质内血流信号未见异常。胰头外侧可见一低回声块，大小约为 4.42cm×2.22cm×2.14cm，形态不规则，边界不清，内部回声不均，CDFI 示其内可见血流信号。诊断：胰腺肿大伴回声不均，慢性胰腺炎？胰头外侧低回声块，胰腺来源？肝多发性囊肿胆囊，脾脏未见明显异常。

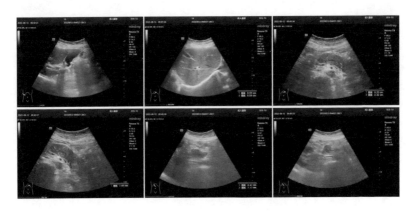

图 29.1　肝、胆、脾、胰彩超

2. 初步思维过程

入院时病情总结：1）患者为老年女性，有慢性隐匿病程；2）因"发现腋下肿块 18 个月，胰腺肿大 1 周"入院；3）体格检查：双侧颌下各见一肿块，直径为 3cm 左右，质硬，边界清，无发热，无压痛，两腋下可及多发肿大淋巴结，最大约为 2.5cm；4）辅助检查：外院行腋下淋巴结穿刺，病理提示淋巴组织伴滤泡间区增生，可见较多的浆细胞浸润，IgG4＋细胞约 150 个/HPF，IgG4＋相关性淋巴结病不能排除；我院检验提示血清 IgG4 增高，肝、胆、脾、胰彩超提示胰腺肿大。

入院时诊断思路：1）患者的外院病理提示 IgG4 相关性疾病不能排除，我院的检验提示血清 IgG4 增高，胰腺肿大，但不能排除其他可模拟 IgG4 相关疾病组织病理学表现的疾病；2）慢性感染、淋巴瘤或其他风湿免疫性疾病，无明确支持或排除证据；3）患者的胰腺占位、慢性胰腺炎病因尚不明确，其他组织器官有无累及尚未评估。

入院初步诊断及诊疗计划：诊断胰腺肿块（考虑自身免疫性胰腺炎，考虑 IgG4 相关疾病）、高血压、冠状动脉粥样硬化性心脏病、高脂血症，予常规护理、降压、降脂等治疗，完善胰腺增强磁共振扫描、超声引导下胰腺穿刺、泪腺磁共振扫描等检查。

3. 后续诊疗经过

（1）进一步检查

1）　胰腺增强磁共振扫描（图 29.2）＋DWI、磁共振胰胆管造影：胰腺弥漫性增大，多发大小不一的长 T1、长 T2 信号结节，弥散可见受限，增强扫描示低强化，胰管节段性扩张。胰体尾部周围间隙有少许渗出，模糊。诊断胰腺自身免疫性胰腺炎；双侧肾盏及左侧输尿管上段管壁增厚，胰周、系膜、腹膜后多发肿大淋巴结，首先考虑IgG4-RD。

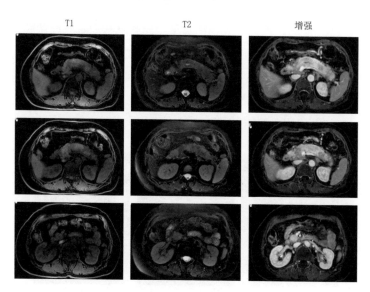

图 29.2　胰腺磁共振

2）　超声引导下胰腺穿刺（图 29.3）及液基细胞学检查：大探头超声经胃体见胰腺肿大，腊肠样，胰腺实质回声增高，包膜下低回声，胰头部可见一低回声块，大小约为4.42cm×2.22cm×2.14cm，形态不规则，边界不清，内部网格样回声，可见斑点状血流信号；胰腺周围见多发淋巴结肿大；胰腺内胰管不扩大，胆总管扩大。

（胰腺头部EUS–FNA液基）涂片见淋巴细胞及少量的导管上皮细胞。

（胰腺尾部EUS–FNA液基）涂片见淋巴细胞。

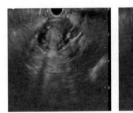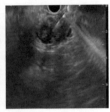

图29.3 超声引导下胰腺穿刺

3） 双侧眼眶磁共振扫描（图29.4）：眼眶结构对称，两侧眼球信号无异常，球后脂肪间隙清晰。眼外肌无异常信号。双侧泪腺对称性肥大，增强后均匀明显强化。视神经光滑无增粗，视交叉及鞍区附近未见肿块影。双侧泪腺对称性肥大，有干燥的相关可能，IgG4相关病变待排。

T1   T2   增强

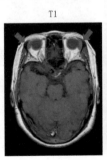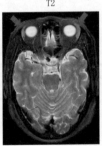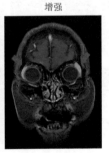

图29.4 双侧眼眶磁共振扫描

（2）诊断及治疗随访

根据患者的淋巴结肿大、胰腺肿大、泪腺肿大、眼干、口干等表现，以及血清学IgG4明显增高，淋巴结组织病理穿刺提示淋巴组织伴滤泡间区增生，可见较多的浆细胞浸润，IgG4＋细胞约150个/HPF，诊断"自身免疫性胰腺炎，IgG4相关疾病"。风湿免疫科会诊后，2022年8月23日起，予患者泼尼松片40mg口服1次/天，风湿免疫科门诊随访。2022年9月19日，激素减量至30mg/d，加用来氟米特片2片/天口服治疗，此后每月随访按规律减少激素的剂量。2022年11月21日，复查IgG4 4.77g/L，继续口服激素加来氟米特片12.5mg/d维持治疗。

4. 最终诊断

最终诊断为自身免疫性胰腺炎，IgG4相关疾病（IgG4-RD）。

5. 疾病诊疗难点

本例患者因淋巴结肿大至外院血液内科就诊，外院的浅表淋巴结病理穿刺提示IgG4相关疾病不能排除，对于该类风湿免疫科主导的多学科、多系统相关疾病，多数其他科室医生相对缺乏对该疾病的正确识别、鉴别其他模拟病理的疾病以及完成全身评估的意识，故未能明确且完善评估。患者后于我院消化内科就诊，完善检查、检验，并结合风湿免疫科的会诊意见确诊。

6. 疾病知识回顾

IgG4相关疾病，是一种较罕见的由免疫介导的慢性炎症伴纤维化疾病。在日本，IgG4-RD发病率在（0.28 ~ 1.08）/100000，我国流行病学数据尚缺乏。IgG4-RD多发于中老年男性，可累及全身多个器官和系统，临床表现复杂多样。该病几乎可累及身体的各个部位，包括唾液腺、胰腺、泪腺、眶周及眶内组织、淋巴结、胆系、肾脏、甲状腺、神经系统、腹膜后、肠系膜、皮肤、肝脏、肺、胸膜、纵隔、心包、动脉、乳腺、前列腺等，少数患者仅有单个器官受累，而大多数患者（60%～90%）则同时或先后出现多个器官病变。以胰腺炎（Ⅰ型自身免疫性胰腺炎，60%）、涎腺炎（34%）、间质性肾炎（23%）、泪腺炎（23%）和主动脉周围炎（20%）最多见，95%以上的IgG4-RD患者至少出现上述表现中的一种。由于临床表现多样，患者会就诊于不同的专科。由于对该病的认识时间较短，我国IgG4-RD的整体诊治水平参差不齐。我国一项小样本调查研究显示，首诊最多的科室为普通外科和口腔科，而67%的患者在风湿免疫科才能确诊，多数患者需要辗转3个以上的科室，中位时长约8个月。

显著升高的血清IgG4水平和肿块样病灶是本病最常见的临床表现。肿块样病变和持续性免疫炎症反应导致的纤维化可对受累脏器及其周围组织造成压迫与不可逆的损伤，甚至器官功能衰竭。该疾病还可能被误诊为因肿瘤导致患者接受不必要的治疗。诊断的主要依据如下：1）临床检查显示1个或多个脏器特征性的弥漫性/局限性肿大或肿块形成；2）血清IgG4升高（>1350mg/L）；3）组织病理学检查显示：①大量的淋巴细胞和浆细胞浸润，伴纤维化；②组织中浸润的IgG4＋浆细胞/IgG＋浆细胞比值>40%，并且高倍镜视野下IgG4＋浆细胞>10个，并需要鉴别累及脏器的肿瘤和与类似疾病相鉴别。诊断IgG4-RD的患者还需完成全身多器官的疾病活动度和严重性评估与治疗过程中的反复评估。

治疗上，糖皮质激素是IgG4-RD的一线药物。伴有血清IgG4浓度增高的多器官受累或有疾病复发史的IgG4-RD患者，在诱导治疗缓解后存在较高的早期复发风险。日本AIP共识建议，有高复发风险的患者应当以低剂量激素（泼尼松 2.5 ～ 5.0mg/d）进行维持治疗。大多数复发患者可再次使用初始剂量来重新诱导缓解，联合使用免疫抑制剂较激素单药可以更有效地控制疾病，减少 IgG4-RD 患者的复发，对于难治性或复发性患者也可选用生物制剂。针对个别特殊情况，手术治疗是可选方案。尽管 IgG4-RD 是一种良性的炎症性疾病，少数患者有自愈倾向，但多数患者的病程呈逐渐进展趋势，可能导致重要脏器有功能障碍，甚至危及生命，多学科医生均应该进一步提高对 IgG4-RD 的认识。

参考文献

张文，董令莉 . IgG4 相关性疾病诊治中国专家共识 . 中华内科杂志，2021，60（3）：192-206.

朱星昀，刘燕鹰，孙学娟，等 . 免疫球蛋白 G4 相关疾病患者发病形式及就诊行为特征分析 . 北京大学学报（医学版），2018，50（6）：1039-1043.

KAMISAWA T，ZEN Y，PILLAI S，et al. IgG4-related disease. Lancet，2015，385（9976）：1460-1471.

KHOSROSHAHI A，WALLACE Z S，CROWE J L，et al. International consensus guidance statement on the management and treatment of IgG4-related disease. Arthritis Rheumatol，2015，67（7）：1688-1699.

UMEHARA H，OKAZAKI K，MASAKI Y，et al. Comprehensive diagnostic criteria for IgG4-related disease（IgG4-RD），2011. Mod Rheumatol，2012，22（1）：21-30.

WALLACE Z S，NADEN R P，CHARI S，et al. The 2019 American College of Rheumatology/European League Against Rheumatism classification criteria for IgG4-related disease. Ann Rheum Dis，2020，79（1）：77-87.

ZEN Y，KAWAKAMI H，KIM J H. IgG4-related sclerosing cholangitis：all we need to know. J Gastroenterol，2016，51（4）：295-312.

缩略词表

缩略词	全称
ACTH	adrenocorticotropic hormone，促肾上腺皮质激素
ADA	adenosine deaminase，腺苷脱氨酶
ADH	antidiuretic hormone，抗利尿激素
AID	autoimmune disease，自身免疫性疾病
AIP	autoimmune pancreatitis，自身免疫性胰腺炎
Alb	albumin，白蛋白
ALP	alkaline phosphatase，碱性磷酸酶
ALT	alanine transaminase，谷丙转氨酶
AMA	anti-mitochondrial antibody，抗线粒体抗体
AMY	amylase，淀粉酶
ANA	antinuclear antibodies，抗核抗体
ANCA	antineutrophil cytoplasmic autoantibody，抗中性粒细胞胞浆抗体
APS	antiphospholipid syndrome，抗磷脂综合征
ASO	antistreptolysin O，抗链O
AST	aspartate aminotransferase，谷草转氨酶
bid	医学术语，每天2次
BMI	body mass index，身体质量指数
BNP	B-type natriuretic peptide，B型钠尿肽
BP	blood pressure，血压
BUN	blood urea nitrogen，血尿素氮
CCP	anti-cyclic citrullinated peptide antibody，抗环瓜氨酸肽抗体
CD	Crohn's disease，克罗恩病
CDFI	color doppler flow imaging，彩色多普勒血流显像
CK	creatine kinase，肌酸激酶

缩略词	全称
Cl	chloridion，氯离子
CMUSE	cryptogenic multifocal ulcerous stenosing enteritis，隐源性多灶性溃疡性狭窄性小肠病
CMV	cytomegalovirus，巨细胞病毒
CREA/Cr/ Scr	creatinine，肌酐
CRP	C-reactive protein，C-反应蛋白
CT	computerized tomography，计算机断层显像
CTE	小肠CT造影
CTX	cyclophosphamide，环磷酰胺
DBIL	direct bilirubin，直接胆红素
DSA	digital angiography，数字血管造影
DWI	diffusion weighted imaging，磁共振弥散加权成像
EBER	EB病毒相关RNA，病理通过原位杂交检测来判断是否感染EB病毒
EBV	Epstein-Barr virus，EB病毒
EMR	endoscopic mucosal resection，内视镜黏膜下切除术
EOS/E	eosinophils，嗜酸性粒细胞
ERCP	endoscopic retrograde cholangiopancreatography，内镜下逆行胰胆管造影术
ESD	endoscopic submucosal dissection，内镜下黏膜剥离术
ESR	erythrocyte sedimentation rate，血沉
EUS-FNA	endoscopic ultrasound-guided fine needle aspiration，超声内镜引导下细针抽吸活检术
FDG	fasting plasma glucose，空腹血糖
FEUA	fraction excretion of uric acid，尿酸排泄分数
FIB	fibrinogen，纤维蛋白原
FNA	fine needle aspiration，细针抽吸活检术
GGT/ γ-GT	gamma-glutamyl transpeptidase，谷氨酰转肽酶
GIST	gastrointestinal stromal tumors，胃肠道间质瘤
Glo	seroglobulin，血清球蛋白

续表

缩略词	全称
Hb	hemoglobin，血红蛋白
HBV-DNA	hepatitis B virus DNA，乙肝病毒脱氧核糖核酸
HCG	human chorionic gonadotropin，人绒毛膜促性腺激素
HIPEC	hyperthermic intraperitoneal peroperative chemotherapy，腹腔热灌注化疗
HIV	human immunodeficiency virus，人类免疫缺陷病毒
HP	high power field，高倍镜视野
HPF	high magnification field of view，高倍镜视野
HR	heart rate，心率
HRCT	high resolution CT，高分辨CT
hsCRP	high-sensitivity C-reactive protein，超敏C-反应蛋白
HVOD	hepatic veno-occlusive disease，肝小静脉闭塞症
IBD	inflammatory bowel disease，炎症性肠病
ICU	intensive care unit，重症监护室
Ig	immune globulin，免疫球蛋白
IgG	immune globulin G，免疫球蛋白G
IGRA	interferon gamma release assay，干扰素释放试验
INR	international normalized ratio，国际标准化比率
ITB	immune thrombocytopenic purpura，免疫性血小板减少性紫癜
ivgtt	医学术语，静脉滴注
JNET	结肠JNET分型是日本于2014年制订的结肠息肉内镜下检查结果分型
K	potassium ion，钾离子
LA	病例20，CMV-LA，为巨细胞病毒病理检测的一个标记物，不用进行缩略语解释
LDH	lactic dehydrogenase，乳酸脱氢酶
LN	lymph node，淋巴结
MCV	mean corpuscular volume，红细胞平均容量
MMC	mitomycin，丝裂霉素

缩略词	全称
MPN	myeloproliterative neoplasms，骨髓增殖性肿瘤
MRI	magnetic resonance，磁共振
MRCP	magnetic resonance cholangiopancreatography，磁共振胰胆管造影
N	neutrophile granulocyte，中性粒细胞
Na	sodion，钠离子
NAG	N–acetyl–β–D–glucosaminidase，N–乙酰–β–D–葡萄糖苷酶
NAP	neutrophil alkaline phosphatase，中性粒细胞碱性磷酸酶
OB	occult blood，隐血或潜血
P	pulse，脉搏
PA	prothrombin time activity，凝血酶原时间活动度
PAS	PAS staining，PAS 染色
PCI	percutaneous transluminal coronary intervention，经皮冠状动脉介入治疗
PCT	procalcitonin，降钙素原
PET–CT	positron emission tomography–computed tomography，正电子发射计算机断层显像
Pit pattern	一种分型类型
PLT	blood platelet，血小板
PNH	paroxysmal nocturnal hemoglobinuria，阵发性睡眠性血红蛋白尿
po	医学术语，口服
PPD	tuberculin test，结核菌素试验
PPI	proton pump inhibitor，质子泵抑制剂
Pro	protein，尿蛋白
PT	prothrombin time，凝血酶原时间
PTCD	percutaneous transhepaticcholangial drainage，经皮经肝胆管引流术
qd	医学术语，每天 1 次

续表

缩略词	全称
qn	医学术语，每晚 1 次
R	respiratory rate，呼吸频率
RBC	red blood cell，红细胞
RF	rheumatoid factors，类风湿因子
RT	rooting test，常规检验
SASP	salicylazosulfapyridine，柳氮磺吡啶
SG	specific gravity，比重
SMA	anti-smooth muscle antibodies，抗平滑肌抗体
T	temprature，体温
T3T4	甲状腺素 T3T4
TB	total bilirubin，总胆红素
TG	triglyceride，甘油三酯
tid	医学术语，每天 3 次
TIPS	transjugular intrahepatic portosystemic shunt，经颈静脉肝内门体静脉分流术
tiw	医学术语，每周 3 次
TORCH	一组病原微生物的英文名称缩写，T 为弓形虫（Toxoplasma），O 为其他病原微生物（Others），R 为风疹病毒（*Rubella. Virus*），C 为巨细胞病毒（*Cytomegalo. Virus*），H 为单纯疱疹 I / II 型（*Herpes. Virus*）
TP	total protein，总蛋白
TRAb	thyrotropin receptor antibodies，促甲状腺素受体抗体
TRF	thyrotropin releasing factor，促甲状腺素释放因子
T-Spot	结核感染 T 细胞斑点试验
UA	uric acid，尿酸
UP	urinary protein，尿蛋白
WBC	white blood cell，白细胞
Whipple	人名，有以此命名的特殊手术方式或者症状症候群
XPERT	一种分子信标检测方法，用于检测结核分枝杆菌和利福平耐药突变
α 1-MG	α 1-microglobulin，α 1-微球蛋白